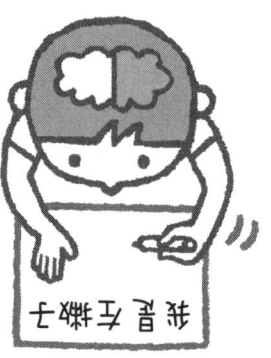

左撇子的隐藏天赋

[日]加藤俊德◎著　佳明◎译

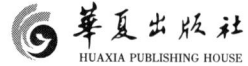

前言

我是左撇子脑科医生

 我是天生的左撇子

据说,全球约有 10% 的人是左撇子。

自我幼时起,我便常感到作为左撇子的自己"与众不同",而经过几十年的脑科学研究工作,我深信"左撇子绝对是了不起的存在"。

早在三岁那年与奶奶一同参加亲戚葬礼时,我便因右手不如其他孩子那般灵活而被指出是"左撇子"。此后,在家庭聚会中,"这孩子是左撇子"几乎成了我的固定标签。

渐渐地,我开始在集体聚餐时选择独自坐在角落,避免他人注视我用餐的姿态。如今反思，或许正是这些儿时的记忆与作为左撇子所养成的习惯，塑造了我对环境敏锐的无意识感知力，以及即便相隔距离很远也能洞悉他人状况的能力。

 磨炼双手的敏感度

难道真的没有让右手变得更加灵活的方法吗？

儿时的我，为了改变用手习惯，可谓费尽心思。早在四岁时，尚不识多少字的我，便恳求父母让我参加毛笔与硬笔书法的学习班。

练习过程中，最让我头疼的便是对手指力量的精准控制。

虽然字帖上的字形可以依样画葫芦，但对于右手手指的拿捏力度，即便我仔细观察老师的动作，也总觉得难以掌握。更何况用毛笔或铅笔写字时，停顿、运笔的力度都有很大的差别。

在刻意锻炼右手力量的同时,我也开始有意识地体会使用左手的感觉。或许正因如此,我发现自己在用右手与左手做事时,心境竟截然不同:使用左手做事时显得灵敏而大胆,使用右手做事时则更为谨慎细致。于是,在中学时期的绘画实践中,我索性左、右手并用,以此磨炼双手的敏感度。

掌握问题的核心

我小时候有"语言障碍"的问题,讲话的时候经常会口吃,以至于总是跟不上学校的学习进度。二年级的时候,我们实行 5 分评级制,我的成绩通知单上只有 2 分和 3 分。

后来我想,既然学习方面不行,那就干脆做个"运动第一强人"吧,便满腔热血地开始了积极的自主运动训练。

在初中时我不仅加入了学校篮球队,还有模有样地靠模仿练起了柔道,后来居然能把成人摔飞,不但顺利拿到初段黑带，还在地方比赛中获了奖。

在参与体育运动的过程中，我仅凭眼睛观察便能迅速掌握动作要领，拥有一种通过观察即能快速记忆并实践的能力。

记得那是初中三年级的夏天，正值日本新潟县田径大赛的备战阶段，我在练习起跑动作时发生了这样一件事。

在练习起跑技巧的时候，我俯身准备，突然感到头部异常沉重。想到"身体动作的指令是大脑发出来的"那一瞬间，我突然意识到自己"虽然锻炼了身体，却没有锻炼到大脑"。

就在那时我终于确定，要解决诸如"为什么我不能像其他人一样灵活使用右手""我是不是跟大家不一样"这种从幼年一直困扰我的问题，就要从学习大脑的知识入手。

在这次田径大赛中，我荣获了铅球项目的冠军。站在领奖台上的那一刻，我的思绪已飘向了遥远的未来，心中暗暗规划着自己的人生蓝图。我暗暗发誓："接下来，我要投身医学领域，深入研究大脑。"

这份决心异常坚定，即便到了高三升学阶段，面对即刻就能获得的国立大学体育系的推荐机会，我也未曾有过丝毫动摇。

科学中厉害的左撇子

在体育运动中养成的快速自学的能力，在我成为医生后继续发挥着作用。我成为儿科医生的第二年，就在权威放射学杂志《放射学》（Radiology）上发表了论文。

学生时期并不擅长的英语在毕业后两年也被我攻克。我将这段自我挑战的经历整理成一套适合成年人学习英语的方法，出版了《脑科学英语学习法》一书。

在我担任医生的第二年，我所在的医院有幸配备了当时全球仅有的几台核磁共振成像仪（MRI），这是一种利用强大磁场从多个角度捕捉人体内部结构的高精尖医疗设备。转至儿科后，我得到了利用MRI为患者拍摄并诊断病情的机会。在这一过程中，我惊异地发现，通过影像可以直观地观察到大脑状态与人类成长之间的紧密联系，这在传统医学文献中是前所未有的。这一发现让我如痴如醉，几乎到了废寝忘食的地步。

自此以后，我全身心投入利用 MRI 研究大脑的工作中，在 30 岁那年，发布了 MRI 大脑网络活动影像分析法。此外，我还提出了"FNIRS 法"，即利用近红外线技术监测脑部活动的方法。如今，这一方法已被全球超过 700 家脑科学研究机构所采用。

从萌发"想要更多地了解大脑"念头的 14 岁开始，我用了 15 年的时间才终于掌握了这些了解大脑真实情况的方法。

随后，我应美国明尼苏达大学放射学科之邀，远赴海外，进一步深耕脑科学领域。回国后，我以脑科学家的身份，结合作为核磁共振成像脑部影像诊断专家的专业技能，提出了"脑功能区"理念，不仅为儿童患者提供了精准的诊断与治疗，还成功将诊疗范围拓展至老年人群。

当我有机会利用影像来观察大脑时，我首先寻找的是左撇子和右撇子的脑部差异。

下页的图像显示的是左撇子和右撇子运动系统功能区的 MRI 水平剖面图。掌管手部动作的脑分区形状酷似门把手。善用右手的人，左脑的"门把手"比较大；反之，善用左手的人，右脑的"门把手"相对另一侧的断面更大。

仅通过对比这两张脑部图像，就可以看出左撇子和右撇子大脑结构的不同。

随着对大脑差异的了解，我逐渐意识到，我之前对左撇子的疑问和复杂情绪，全都是因为**大脑的成长机制不同**。

左撇子不仅用不好剪刀等工具，还会感到与周遭环境存在隔阂。他们拥有独特的看待事物的方式，甚至一些生活态度也与众不同。他们之所以会产生诸多不适感，一切都源于其**大脑结构与右撇子的差异**。

在了解了大脑存在差异之后，我开始明白，右撇子有右撇子的个性，左撇子有左撇子的特点，只要能发挥各自的特点就好。

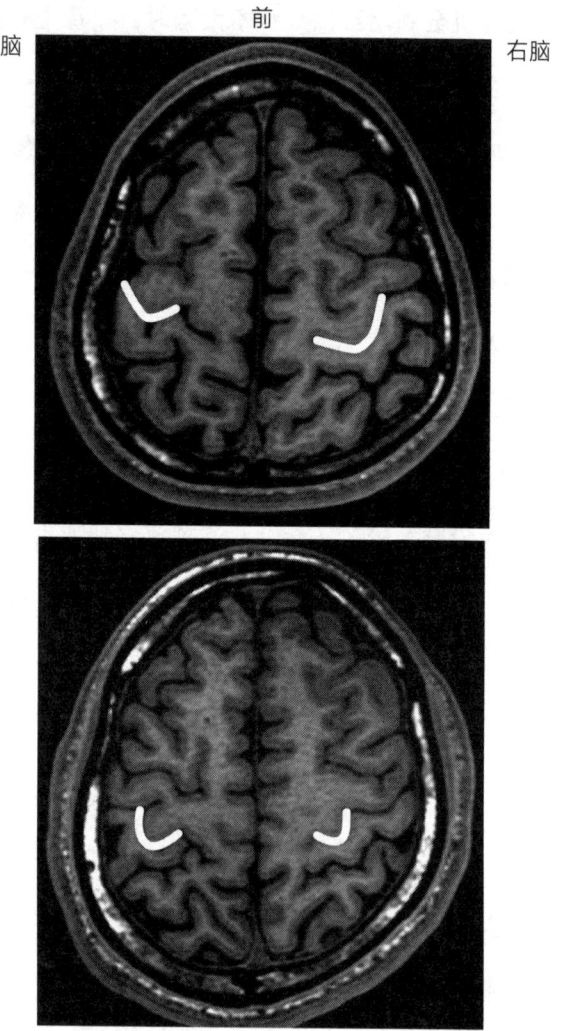

■ 左撇子（上）和右撇子（下）运动系统功能区的 MRI 水平剖面图

白线部分是大脑驱动手部动作的区域，左脑负责右手，右脑负责左手。

通过自我分析我发现，正是因为我是左撇子，才具备了独特的身体感觉和视觉分析能力，这使我不仅能够由大脑图像诊断出疾病，还能够洞察出患者的优缺点、性格特征和思考模式，成为名副其实的"脑内科医生"。

拥有这种特殊能力的并非只有我一个人。

从脑科学的角度来看，左撇子是拥有与多数人不同特性的"强人"。因此，在这本书中，我希望从脑科学的角度，全面地向大家介绍**左撇子卓越的优势**。

从产生"想更了解大脑"的念头，到现在成为左撇子医生，尽情发挥自己的能力投入研究，我已经过了将近30年。

希望世界上的左撇子们，还有养育左撇子小孩的家长们，能毫不费力地了解到左撇子的优势之处，并让左撇子**隐藏的天赋得到充分的发挥！**

这便是我写作这本书的初衷。

序章 ● 厉害的左撇子

为什么有惯用侧之分？ ⋯ 003

探秘脑科学・除人类以外的脊椎动物也有惯用侧 ⋯ 005

左撇子和右撇子是遗传的吗？ ⋯ 006

左撇子是天才还是"怪胎"？ ⋯ 009

大脑的八大基地——通过脑的功能区概念了解大脑结构 ⋯ 012

细胞相同但职责不同的左脑和右脑 ⋯ 016

人类通过活动双手使大脑更发达 ⋯ 019

语言系统和非语言系统——右脑和左脑的擅长领域 ⋯ 020

左撇子是"大器晚成型" ⋯ 024

左撇子认为的"理所当然"造就了"超强大脑" ⋯ 027

●专栏 人类的右侧利用优势是何时开始的 ⋯ 031

第一章 ● 直觉超强——靠灵感就能逆转人生

右脑是巨大的数据库 … 035

科学真理也可以来自直觉 … 039

左撇子拥有超强直觉的原因 … 041

左撇子的得意技能——直觉力 … 043

通过一个小动作快速提高直觉力的精准度 … 045

发挥直觉力的三个步骤 … 047

步骤一：相信直觉的存在 … 048

步骤二：把想到的念头记下来 … 053

步骤三：实际验证 … 056

进阶步骤四：注意你的直觉习惯！ … 062

提高直觉的脑部训练法 … 064

●专栏 左撇子在运动时有优势吗？ … 073

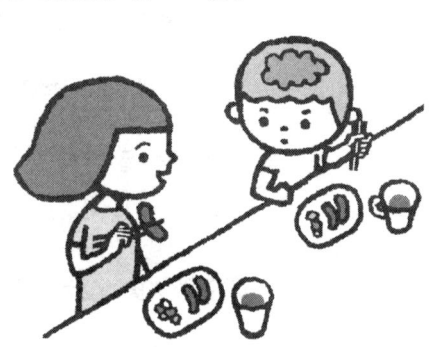

第二章 ● 独创性超强——源源不断的丰富创意

独特的图像记忆优势 ⋯ 079

因为与众不同,才养成找窍门的习惯 ⋯ 083

"细致的观察力"耕耘着创意的田地 ⋯ 086

大脑体验差异造就左撇子的独特创造性 ⋯ 088

左撇子是天生的文案创意人 ⋯ 091

不断试错,悉心培养 ⋯ 093

即便是少数派也要勇敢地培育创意 ⋯ 097

探秘脑科学·高敏感人群和左撇子的关系 ⋯ 099

提高独创性的脑部训练法 ⋯ 101

●专栏 **左撇子不易罹患痴呆症?!** ⋯ 110

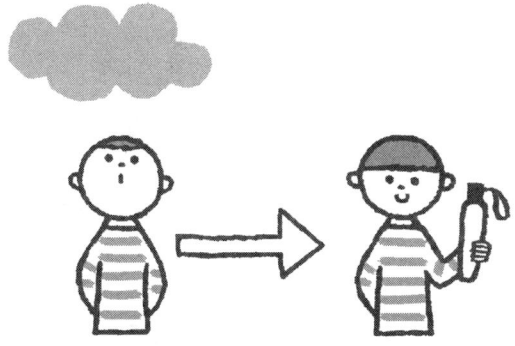

第三章 ●"缓冲思考"超强——多一个步骤让大脑变得更强

"缓冲思考"让大脑得到锻炼 … 115

日积月累地进行"缓冲思考"可以提升创造力 … 119

慢半拍是因为在进行"缓冲思考" … 121

"缓冲思考"的同时进行观察和推测会让事情更顺利 … 126

多一步,锻炼大脑的"瞬间反应能力" … 129

左撇子儿童的培养方法 … 134

锻炼右脑的脑部训练法 … 138

●专栏 把孩子培养成右撇子会更好吗? … 146

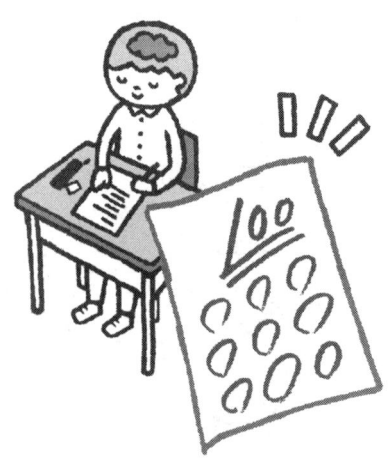

第四章 ● 成为"最强左撇子"

多用左脑能够改善语言障碍 ⋯ 151

对比左手和右手能做的事 ⋯ 154

越是受限制,人的能力越能得到提升 ⋯ 156

引领时代的超人气艺术家都能运用双脑 ⋯ 159

左撇子和右撇子分工合作创造美好事物 ⋯ 161

左撇子不是少数派,而是注定不凡者 ⋯ 164

激活左脑的脑部训练法 ⋯ 167

专栏 左撇子能胜任的工作有哪些? ⋯ 174

结语 左撇子和右撇子都应该了解大脑差异,人生才会更顺利 ⋯ 177

资料来源 ⋯ 181

厉害的左撇子

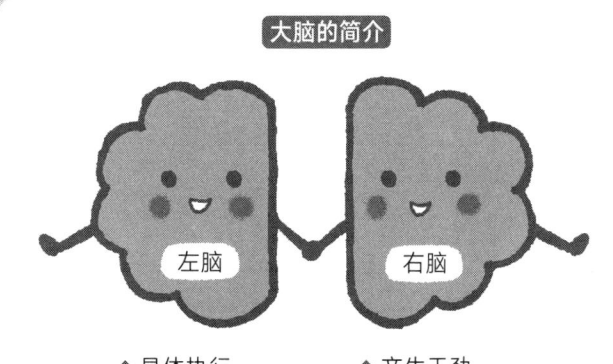

大脑的简介

左脑
- 具体执行
- 产生自我感情
- 创造语言
- 用语言理解
- 记忆语言

右脑
- 产生干劲
- 体察他人情绪
- 注意周围情况
- 记住人的样子
- 即使没有语言也能理解

为什么有惯用侧之分?

人们写字、刷牙、使用剪刀或剪指甲时,优先使用的手叫作惯用手。很多人有"擅长踢球的脚"和"爬楼梯时先迈出的脚",这样的是"惯用脚"。

此外,还有"惯用眼""惯用耳",甚至"惯用齿"等,凡是人体分左右两侧部分的,无意识经常使用的一边就是"惯用侧"。

当你观察像望远镜一样的小孔时,你是不是基本上都用同一只眼睛去看呢?人是以"惯用眼"为轴,用另一只眼睛来辅助观察事物的。

另外,打电话的时候,你是不是也经常用同一侧的耳朵来听呢?

还有不少人会不自觉地习惯用同一侧的牙齿咀嚼食物。

这种"惯用侧"之分,据说是人类在进化为两足动物行走之后形成的。

人类直立行走后,双手可以自由活动,可以更细致地进行分类工作。通过左、右手的分工，人类获得了更有效率地同时处理事务的能力。

比如我家的宠物犬小可，不知从何时开始发现在我吃饭的时候它可以得到零食，于是每次它都会跑到我的右侧不停地叫，用左手拿着筷子的我，就用右手给它喂零食。（顺便说一下，我左、右手都会拿筷子吃饭。）

有时候我会一边和家人说着"你看看小可的眼睛""不是，我手上长眼睛了"这种奇怪的话，一边享受用双手和小狗互动的美好时刻。

此外，据说使用惯用侧有助于减轻大脑的负担。

比如，当我们处在要跌倒或者被袭击的危险状态时，我们就会立刻伸出例如右手这种惯用手来保护自己。这种优先顺序可以减少多余的动作，使得规避风险的概率得到提高。

也就是说，利用"惯用侧"可以让大脑的处理速度变快。

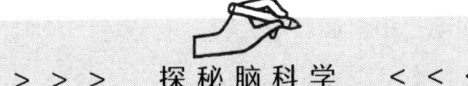

> > > 探秘脑科学 < < <

除人类以外的脊椎动物也有惯用侧

研究显示，目前大部分脊椎动物都会表现出行动上的左右差异。例如，青蛙、鸡和鱼类对于从左方接近的捕食者反应更为迅速，而在做细节化的动作时则倾向于使用右侧。尽管普遍存在这种左、右侧的行为差异，仍有大约 10%~35% 的动物表现出与一般个体相反的情况。

虽然目前已有研究发现，左、右惯用手的差异，会使人的脑部功能**偏向于一侧大脑**，但造成这种情况的原因还不明确。

基尔兰达和瓦洛帝加拉（2004）[1] 主张，传统理论假设这是为了消除多余且重复的神经传导才会出现的一些差异，但该假设只能解释个体行为，不具备群体性。也就是说，惯用侧差异有可能是在"社会性"压力下进化而来的。人在群体中如何选择自己的惯用侧，这是一个非常有趣的问题。

在日常动作中,如果事先让左右侧分工承担工作,大脑就不需要每次都发出指令了。

因此,人们认为,在潜意识中发挥作用的"惯用侧"存在于身体的各个部位。有趣的是,人类生活方式的改变使惯用侧发生着变化,而这一变化又进一步促使大脑功能在遗传因素与后天环境因素的共同作用下持续发生改变。

 左撇子和右撇子是遗传的吗?

据统计,在日本人中,左撇子的比例约为 10%。

那么,左撇子和右撇子是如何决定的呢?

关于惯用手的决定因素有好几种说法。

首先,由于人类的心脏位于身体左侧,因此需要在保护要害的同时用右手战斗,所以右撇子的比例越来越高。

其次,是环境说,这种说法认为,在石器时代右撇子的人数较多,才制作出了更多的适合右手操作的工具。

还有一种说法是，人类为了更有效地利用复杂工具进行狩猎活动，需要借助语言进行沟通，这一需求促进了控制语言功能的左脑的发展，从而也增强了右手的使用能力。

在人类进化的过程中，为什么右撇子越来越多，目前还没有明确的定论。

不过，我认为在决定是右撇子还是左撇子的因素中，**遗传**是重要的一点。

根据麦克马纳斯和布莱登（1992）[2]的统计结果，当父母双方都是右撇子时，孩子是左撇子的比例占9.5%。当父母一方是左撇子、一方是右撇子时，则有19.5%孩子是左撇子。而当父母都是左撇子的时候，孩子是左撇子的比例则有26.1%。

实际上，在我家，我儿子以及我妹妹的儿子都是左撇子。这让我有种感觉，即似乎左撇子的家庭更有可能孕育出同样是左撇子的后代。

尽管尚未发现直接决定惯用手的遗传基因，但人们已开始逐渐认识到，左撇子确实携带着其独特的基因组群特征。

不少人在儿童时期是左撇子，但后来被引导改为惯用右手。我也曾有过类似的经历，由于不喜欢自己与他人不同，一度刻意练习惯用右手。

总之，当前普遍认为，决定"惯用手"的**不仅仅是遗传因素，出生后的环境因素同样起着重要作用**。

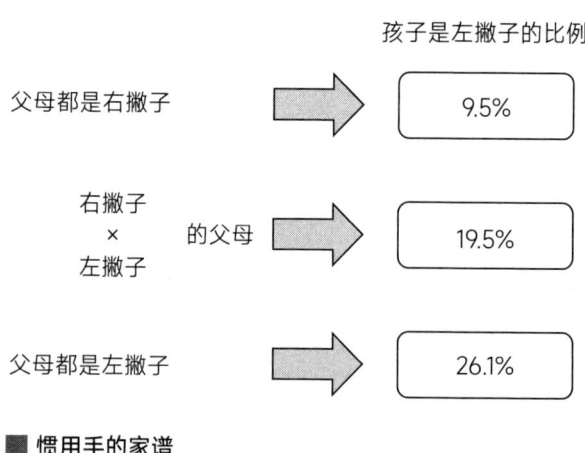

■ 惯用手的家谱

左撇子是天才还是"怪胎"?

人们经常把左撇子与"天才"联系在一起。

比如,"你是左撇子吗?那你一定很聪明!"这样的话,我相信很多左撇子都听过。

那么,左撇子真的是"天才"吗?

据说,哲学家亚里士多德、爱因斯坦、爱迪生、达尔文等被称为"天才"的伟人,以及莫扎特、达·芬奇、毕加索等世界著名的艺术家,都是左撇子。

在现代,像比尔·盖茨和美国前总统奥巴马等企业家、政治家也都是左撇子。

我认为,像这样的左撇子伟人,很多都在右撇子社会中扮演了革新者的角色。

正因为如此,人们才会认为他们是出类拔萃的"天才"。

让我们从**脑科学**的角度思考一下这些左撇子被说成

"天才"的原因吧。首先，我们将惯用手不同，因而用脑方式也不同作为前提。

通常认为，左撇子的右脑较为发达，而右撇子的左脑更为强大，且左、右脑各自承担着不同的功能。

这意味着，即便在日常生活中以相同的方式经历同一事件，左撇子和右撇子的感受也可能截然不同。由于**大脑接收和处理信息的方式存在差异，其产生的思考结果也会有所不同**。因此，左撇子拥有与多数人不同的见解和思考方式，是十分自然的现象。

左撇子的大脑具有极佳的平衡力！

各种研究数据证实，左撇子与右撇子相比，左、右脑的差异更小。

也就是说，**左撇子的大脑具有更优秀的平衡力**。

自出生起便属于少数派的左撇子，常常被赋予"像右撇子那样行动"的任务。

尽管他们的右手不够灵活，却不得不适应为右撇子设计的工具,并时常思考"如何做得更好"。为了在生活中寻求更多的便利,左撇子们不得不像"天才"那样灵活运用大脑,寻找解决方案。

若以比例来衡量,能够如此运用大脑的人,在每十个人中仅有一位。

因此,我认为"左撇子中涌现出众多天才"的重要理由,就在于他们能够跳出 90% 的人的常规思维模式,以**独特**的方式运用自己的大脑。

左撇子更容易感到格格不入

左撇子以其特有的思考和大脑运用方式,展现出一种极其非凡的特性。由于他们的个性与多数人相异,许多左撇子往往会感受到与周围环境"格格不入"。

当前社会在很大程度上是以适应右撇子需求为主导的,这使得左撇子在使用诸如剪刀、汤匙等工具时感到不便,同时,在思考模式和行为表现上,他们也可能感受到与他人的差异。

这种差异，类似于"左撇子中天才众多"的论述，**源于左撇子大脑运作方式的独特性**。从周围人的视角来看，他们可能更具个性，擅长的事也与众不同。

那么，让我们具体看看左、右利手的脑部差异吧。

大脑的八大基地
——通过脑的功能区概念了解大脑结构

首先，让我来说明一下大脑的基本构造。

我认为，可以将大脑的运作机制视为由不同功能区所构成的概念来理解。

人类大脑内含有超过1000亿个神经细胞，这些具有相同功能的细胞会按"区域"聚集。我依据这些"区域"各自承担的不同职能，将它们比作不同的居住地域来进行划分。

大脑的这些"区域"大约有120个,左、右脑各60个。这就意味着大脑至少有120种不同的运作方式。

为了方便大众理解,我又将这些小区域整合成了8个大的分区,即大脑的**八大功能区**。

- 思考系统功能区＝负责思考或判断
- 情感系统功能区＝负责感性、社会性、喜怒哀乐的感受和情感的产生

  位于大脑的多个部位,与运动系统功能区相邻的感官系统功能区,会通过皮肤感觉激活情感。

- 传导系统功能区＝负责语言和交流
- 运动系统功能区＝负责身体的全部运动

  控制手、脚、口和眼睛动作的大脑功能区在运动系统中是分开的,手脚由大脑对侧控制,而嘴部和面部动作由两侧的大脑一起控制。

- 听觉系统功能区＝负责将耳朵听到的语言和声音等听觉信息传入大脑
- 视觉系统功能区＝负责将眼睛看到的图像和阅读的

文字等视觉信息传入大脑

- 理解系统功能区＝负责将通过眼睛和耳朵传入的各种信息做出相关理解和解释
- 记忆系统功能区＝负责记忆和回忆

当然,这样分区也并**不代表一个动作就只能由一个功能区负责。**

比如,仅与人对话这件事,就需要听取声音的听觉系统功能区、解读词句的理解系统功能区、捕捉表情的视觉系统功能区,以及可以表达自我的传导系统功能区协同运作。

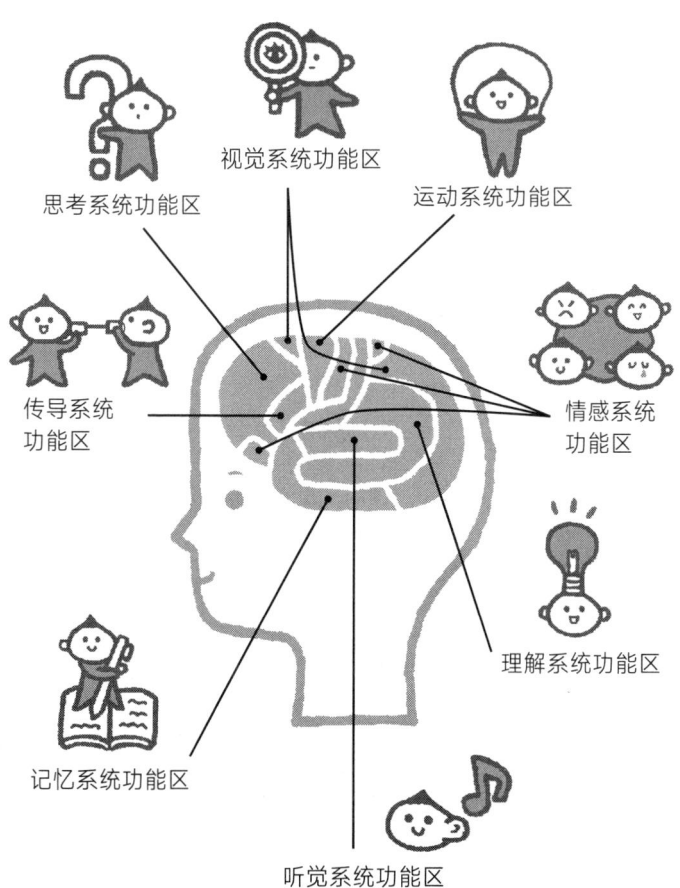

■ 大脑的功能区

细胞相同但职责不同的左脑和右脑

人类的大脑,与眼睛、耳朵及手脚相似,在外观上呈现出**左右对称**的特点。

尽管右脑与左脑都包含具有相似功能的大脑细胞,这些细胞在各自脑半球中的组织方式和作用机制是相同的,但并不意味着两个脑半球在所有功能上都完全无差别地运作。

实际上,思考系统、情感系统、传导系统、运动系统、听觉系统、视觉系统、理解系统和记忆系统功能区这八大脑功能区,几乎**平均分布**在左、右脑上。

我们的大脑通过左脑与右脑的协作实现功能上的分工。

举例来说,虽同为情感系统功能区,左脑专注于生成个人的情感和意志,而右脑则擅长理解和解读他人的情感状态。

此外,在处理视觉信息时,左脑的视觉功能区主要负责解读文字和文章,而右脑对应的区域则更擅长处理图像、绘画等视觉艺术作品。

人们直到20世纪才了解到左、右脑的作用是不同的。

1981年，美国加州理工学院的罗杰·斯佩里教授因其突破性发现——被视为非主导半球的右脑具备某些超越左脑的功能，而荣获诺贝尔奖。

随后，在1991年，一种利用对人体安全无害的近红外线技术，能够实时捕捉并图像化临床中脑部活动的新方法——近红外脑功能成像技术（fNIRS）应运而生。

我也一直在对与人类现实生活相关的脑功能区进行研究，尤其是像"书写汉字时""婴儿看母亲的脸时"这样的场景。

研究发现，左、右脑的功能区既分工明确又有所重叠，比如，左脑主要负责语言信息的处理，而右脑则负责非语言的图像识别和空间认知。同时，也存在功能相似的脑区，例如运动系统功能区，在左、右脑中均发挥着相同的作用。

惯用右手的人，左脑的运动系统功能区较为发达；而

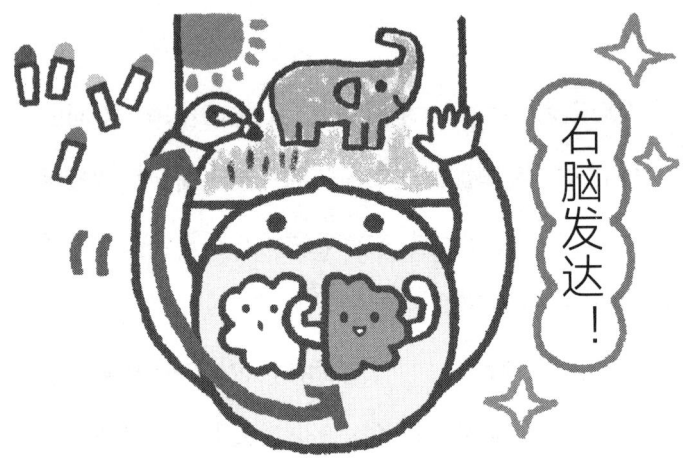

■ 使用左手让右脑发达！

惯用左手的人，右脑的运动系统功能区较为发达。

这是因为，右脑负责调控左半身肌肉的运动，而左脑则掌控右半身肌肉的活动。相应地，人们通过左手的使用可以激发右脑的功能，通过右手的使用则能促进左脑的发展。

也就是说，经常使用左手会使右脑更加活跃，主要使用右手则会使左脑更发达。

人类通过活动双手使大脑更发达

在日常生活中，双手是我们频繁活动的身体关键部位之一。

从抓握物品、敲击、翻阅书页到捏住小东西等，我们的整个身体中，最复杂的动作也是由手来完成的。

从肘部延伸至手腕，大约分布着十组肌肉，而手腕至指尖的肌肉数量则是前者的三倍，这一结构特点为手部的精细操作提供了可能。

大脑是发出双手肌肉"如何运动"指令的指挥中心。

换句话说，正是因为大脑拥有极快的运转速度，我们才能够在日常生活中轻松完成各种灵活的动作。

此外，在运动系统功能区内，十根手指各自受到不同区域的支配，并且运动系统功能区与其他功能区紧密相连、相互协作。

以用筷子夹取小物体的动作为例，当视觉系统功能区捕捉到目标物体时，它会变得活跃起来；同时，实际执行夹取动作的运动系统功能区以及负责记忆筷子使用方法的记忆系统功能区也会被同步激活。

若想要摘取树上高处的果实，首先视觉系统功能区会决定摘取哪一个果实，接着思考系统功能区会开始思考摘取的方法。

"如果用长棍敲打，果实会不会掉下来呢？"通过理解系统功能区进行推理判断后，最终会由运动系统功能区实际执行敲打树枝的动作。

正是通过这些手部动作，人类大脑的各个功能区得到了持续的运用和发展，进而促使大脑整体变得更加发达。

语言系统和非语言系统
——右脑和左脑的擅长领域

虽然右脑和左脑的功能不同，但在左撇子当中，也有相当高比例的人是"左脑处理语言信息，右脑处理非语言信息"的。

有研究显示，右撇子中大约有 96% 的人用左脑处理语言信息，而相比之下，左撇子中大约有 73% 的人用左脑处理语言信息。双手并用的人中则有 85% 使用左脑处理语言信息。[3]

不管是左撇子还是右撇子，有七成以上的人都是用左脑处理语言信息的。

也就是说，当右撇子使用右手书写时，这一动作不仅受到左脑中运动系统功能区的控制，而且左脑的传导系统功能区也在同步构思词汇，因此这一过程主要依赖于左脑的神经网络。

另外，与大多数右撇子不同，左撇子在书写时往往需要用右脑来控制左手的动作，而左脑则负责处理语言文字信息。这意味着，为了流畅地书写文章，左撇子需要同时有效地运用左、右脑的神经网络，否则难以保证书写的连贯性。

事实上，左撇子因需同时调动左、右脑的功能，往往会"在运用语言整理思维时花费更多时间"。

与右撇子常通过右手活动激活擅长语言处理的左脑不同，左撇子主要使用的是处理非语言信息的右脑。

左撇子在表达之前，通常需在大脑中对语言进行一番组织，这导致他们的思维反应过程相对较长。

而且，有时候他们想要说的话在还没组织好之前就脱口而出了，所以听起来会显得词不达意。

由于现代人主要通过语言进行沟通，因此左撇子在日常生活中感受到的不适感可能就与此有关。

或许有些左撇子会因为语言表达不如他人流畅而感到自卑，但我们的右脑同样拥有其独特的优势领域。

本书接下来的内容，会为这十分之一右脑发达的左撇子带来自我认同感，帮助他们认识到并珍视自己的独特之处。

序章　厉害的左撇子 · 023

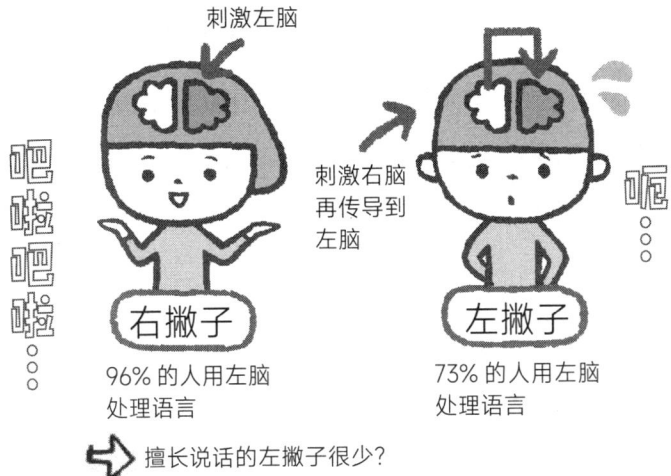

■ 左撇子的对话需要使用双侧脑！

💡 左撇子是"大器晚成型"

人类大脑的发育是按年龄阶段逐步展开的。

新生儿出生后不久,便通过手舞足蹈的活动促进大脑运动系统功能区的发展。同时,当他们观察到进入视野的爸爸、妈妈的脸庞时,大脑的视觉系统功能区也迅速进入快速发育阶段。

紧接着,在婴儿尚未学会说话的阶段,右脑表现得尤为活跃。

到了 6 岁,孩子将迎来一个关键时期,即培养和使用语言功能的左脑将显著发育。

然而,对于左、右手使用习惯不同的人而言,**其左脑的发育时期会呈现出一定的差异。**

习惯使用右手的人,由于他们总是在使用右手的过程中同步处理语言信息，因此左脑的发育可能会稍显滞后。但正是由于这种与擅长语言处理的左脑的频繁互动，惯用右手的右撇子们能够更为顺畅地过渡到左脑主导的阶段。

对于部分左撇子而言，从右脑主导的状态迅速切换到左脑主导可能会面临一定的挑战，这可能导致他们**在交流的初期阶段表达得不够流畅**。

不过，我们无须过分焦虑。大人们往往过分强调孩子"迅速掌握左脑语言能力"的重要性，但实际上，**每个孩子的发展节奏都是独特的**。

当孩子们相较于同龄人更早地学会说话和写字时，大人们通常会感到欣慰，视之为孩子们"优秀"的表现。然而，若孩子在幼年时期大脑发育过于偏向左脑，这可能意味着他们在未来生活中锻炼右脑的机会将有所减少，从而限制其右脑功能的培养。

而许多左撇子在处理语言信息时会**同时动用左脑和右脑**。这意味着，即便在左脑发育成熟的阶段，他们也不会仅依赖左脑，而是两脑协同工作。这或许解释了为何部分左撇子在遣词造句方面可能不那么擅长。

但从另一个角度来看，左撇子若能按照自己的节奏，逐步平衡并发展左、右脑的功能，他们完全有可能实现"大器晚成"的蜕变。

在我小学、中学乃至高中时期，语言表达一直是我的薄弱环节。然而，直到我成为一名医生、深入理解了大脑的运作机制并意识到如何有效利用大脑后，我才终于能够自信地站在众人面前发表演讲、撰写书籍和论文。

对于从小就主要依赖右脑的左撇子来说，左脑的发育速度或许确实相对较慢。

但各位一定要坚定信念：**左撇子能够调用的大脑资源实际上比右撇子更为广泛。**

💡 左撇子认为的"理所当然"造就了"超强大脑"

习惯于使用右手的人,生活在一个以右手为主导的世界里,往往不会特别去关注自己的惯用手。

然而,左撇子的体验则截然不同。

以我个人的经历为例,从小时候起,每当进行写字、使用剪刀等日常活动时,我都会不由自主地思考:"大家都习惯用右手做这些事,那我用左手该怎么做才好呢?"这样的思考让我逐渐意识到惯用手与非惯用手之间的差异。

作为左撇子,为了顺畅地使用自己的惯用手,我必须时刻留意与惯用手相反的那只手如何配合。

在成为脑科医生后,我才意识到"有意识地使用双手"能够有效地刺激并活化大脑。

专注于手部动作,与在肌肉锻炼中"有意识地使用特定肌肉"颇为相似。

在进行肌肉锻炼时,只要明确意识到正在使用的肌肉正是当前锻炼的目标部位,就可以使大脑和肌肉相互协调,从而达到最好的锻炼效果。

同样地,在进行手部活动时,如果将注意力集中在"右手正在使用"或"左手正在使用"上,这种专注不仅能够激活与手部直接相连的运动系统,还能广泛刺激身体周边的感官系统以及其他多个大脑区域(参考大脑的功能分区)。这种专注与意识的引导,有助于全面提升**大脑的活跃度和协调性**。

对于左撇子而言,为了在日常生活中自然流畅地使用惯用的左手,他们往往会不自觉地参考右撇子的动作模式,所以他们也更容易在这一过程中培养出同时有意识地运用双手的习惯。

更为有趣的是,尽管我们双手的表面积不足全身表面积的1%,但在运动系统功能区、感觉系统功能区等关键大脑区域中,竟有三分之一都负责调控双手及手指的活动。

这意味着,手和手指尖活动的背后,有着庞大而复杂的脑部网络在发送指令,驱动着这些精细的动作。

大脑会根据被使用的区域所接收到的刺激而发生相应的变化。

当我们有意识地关注并使用某只手及其手指时，我们的大脑能够捕捉到这些动作信息，并因此变得更加活跃。

左撇子由于时刻关注着双手的动作，往往在不经意间促进了大脑的活跃与发展。

从下一章开始，我们将依次说明左撇子独特的大脑使用方法，以及左撇子惊人的"直觉""独创性""缓冲思考"是如何形成的。

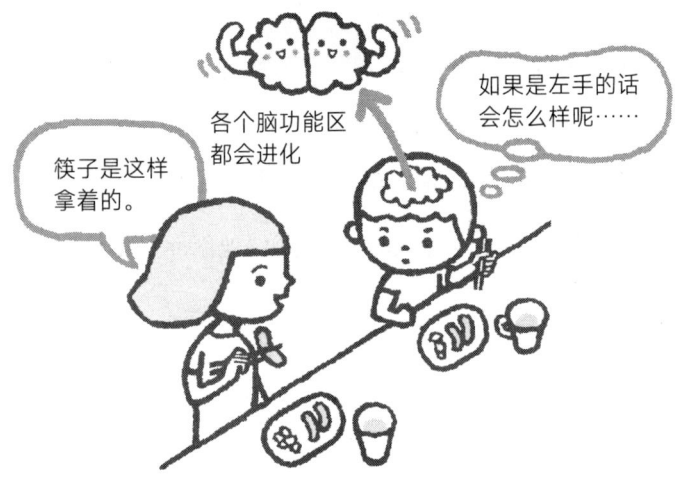

■ 思考"用左手该怎么做"能强化大脑

> > > 专栏 < < <

人类的右侧利用优势是何时开始的

现代人中有九成人惯用右手,但人类究竟是从何时开始以右撇子为主流的呢?

有学者认为,在200万至300万年前的石器上可能留存着最古老的惯用手迹象,然而这一观点尚未得到确凿的证实。

在距今150万至200万年前的贝冢遗址里,考古学家们发现了众多左侧受伤的猿猴头盖骨,这引发了一种推测:当时的人类群体中,大多数人可能习惯于用右手持斧。

随后,在距今约1万年前生存的与现代人类极为接近的直立人种中,也出现了在使用工具时以右手为主的证据。[4][5]

除了人类的历史之外，人们还关注种族、民族和文化之间的差异。研究结果表明，右撇子约占总人口的 90%。

习惯使用右手似乎是跨越时代与文化的人类共通特性，历史上也常呈现出以右手为主导的趋势。而在国外，由于较少对儿童采取纠正左撇子习惯的做法，因此左撇子的比例可能相对较高。

乔治·布什、比尔·克林顿、巴拉克·奥巴马等历届美国总统中有很多人是左撇子，我曾多次看到美国总统在签署仪式上用左手签名，并心存感激地想："左撇子当了总统啊！"

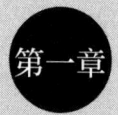

第一章

直觉超强

——靠灵感就能逆转人生

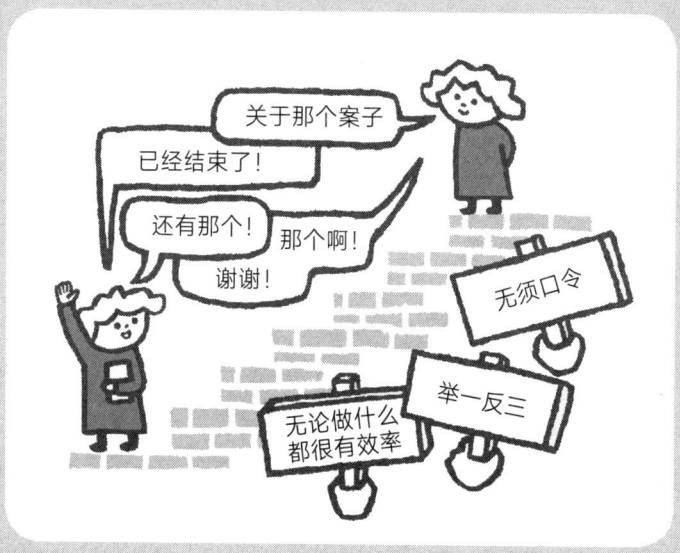

右脑是巨大的数据库

左撇子独特的用脑方式所产生的第一个超强特性是"直觉力强"。

虽然没有明确的依据,也难以给出合理的解释,但"不知为何感觉这样做比较好""不知为何这样不行"等感觉是每个人都会有的吧。

这种来自大脑的、无法用语言表达的独特讯息就是直觉。

这种源自大脑深处、难以言喻的信息,我们称为直觉。遗憾的是,很多人将直觉仅仅视为一种即兴的冲动或一闪而过的念头,认为它时而准确时而出错,因此未能充分挖掘其潜力。

我觉得这是一件非常可惜的事情。

近年来有研究表明,根据直觉做出决策往往能比通过逻辑思考做出决策获得更好的结果。

荷兰心理学家阿普·迪克斯特尔霍伊斯曾设计并进行了一项实验，他邀请了足球专家及非专家参与，让他们预测足球联赛的比赛结果。实验结果显示，无论是足球专家还是非专家，那些在最终判断前被允许有2分钟时间进行思考的参与者，相较于被要求不考虑任何与比赛有关的信息而立即做出判断的人，反而是后者预测的准确度更高。

另外一个有趣的现象是，当足球专家被要求直接迅速做出预测时，预测的准确度也比给予他们时间去思考的准确度更高。[6]

也就是说，就算是足球专家，如果花费太多不必要的时间去思考，也会被多余的信息打扰，反而降低预测的准确度。

右脑和左脑处理的信息有什么区别？

我认为直觉就是从大脑无意识积累形成的庞大信息数据库中，选择并导出精准度更高、更正确的信息和结果。

在这里，我来说明一下左脑和右脑处理信息的差异。

右脑能够识别物体的形状、颜色、声音等差异，与感官有密切的关系。左脑则负责处理语言信息、计算，并进行逻辑分析和思考。

实际上，右脑是一个能够充分利用视觉和感官，积累除语言信息之外的所有信息的大型数据库。

因此，经常用左手不断刺激右脑的左撇子们，从庞大的数据系统中提炼出最佳答案的**直觉力会更强**。

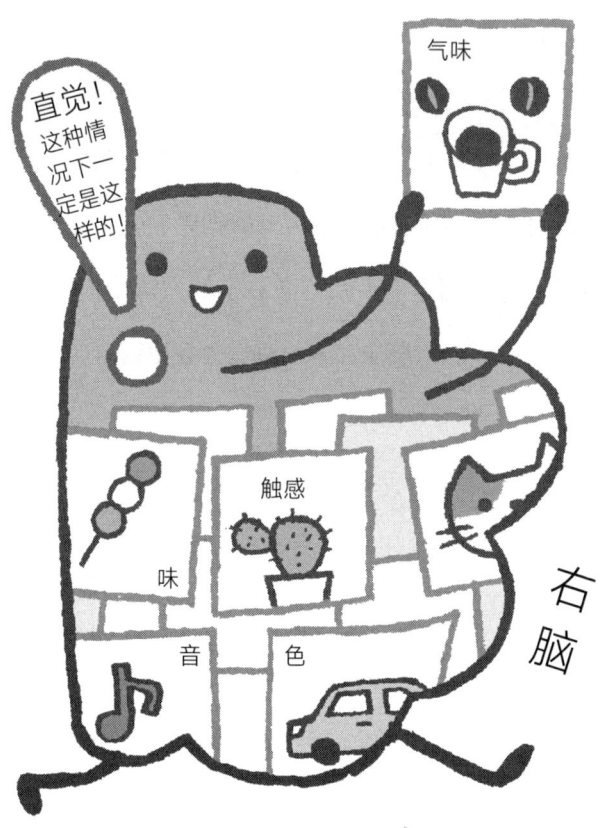

■ 右脑是巨大的数据库

科学真理也可以来自直觉

近年来,逻辑思维能力备受大众推崇,在商务领域,"逻辑性强"已成为一种赞誉。

那些重视逻辑的人,通常对词语的定义和选用尤为严谨。

作为脑科医生的我,为了能更好地传达事实,也会非常注意词语的选择。

然而,词语的出现仅仅是追求科学真理的结果。

在我这个左撇子看来,许多人似乎过于执着于词语本身,反而忽略了直觉所带来的好处。

这是因为**直觉往往超越了逻辑框架**,难以用既定的逻辑来充分解释。

逻辑则不同,它遵循一套普遍适用的规则,任何人依据这些规则都能推导出相同的结论。

然而,在科学研究的"假设—检验"流程中,特别是在构建假设的初步阶段,创新性的思维方式至关重要。

很多时候,"也许情况是这样的"这类假设,正是源自直觉的火花。毕竟,不管我们现有的逻辑知识体系如何丰富,也无法直接推导出新的假设。

即便是如今被视为接近真理的理论,在其萌芽阶段也常被视作"荒诞无稽的想法"。

比如在思考"孩子为何会像父母"这一问题时,孟德尔提出了"遗传因子说",他大胆假设存在一种独立且稳定的遗传单位,这一观点在当时遭到了其他科学家的奚落与嘲笑。

然而,在孟德尔逝世之后,他的理论终于得到了应有的重视并被验证,"孟德尔定律"也逐渐广为人知。

即使是看似非常合乎逻辑的"假设—验证"的过程,也离不开直觉。

我们不应轻易否定那些难以用言语逻辑清晰阐述的事物,否则可能会无意中为自己设置认知的局限。

近年来,"人工智能"(AI)这一术语频繁地出现在我的日常生活中。

然而,对于 AI 所力求模拟的人类大脑机制,直到 20 世纪 90 年代后随着可视化这种运作技术的出现,其相关研究才正式起步,这方面的研究仍需要逐步深入探索。

目前,尚未有计算机能够真正达到"像人类一样思考"的水平。

人类的直觉,这一 AI 难以企及的能力,是超高级大脑赋予人类的独特技能,它体现了人类思维的非凡之处。

我相信,对于努力过也无法理解的事情,或是非常难以完成的事,**凭借直觉可以做出正确的选择**。

左撇子拥有超强直觉的原因

荷兰心理学家阿普·迪克斯特尔霍伊斯等人对足球比赛的研究表明,当面临挑战时,一种不过度思考、立即得出结论的用脑方式非常重要。足球专家在被给予时间思考的情况下，会更多地动用大脑的记忆系统功能区。

相比于细致地、有意识地搜索记忆及验证经验，大脑在瞬间感知到的印象反而更容易接近事情的核心。

若能善用这一大脑机能，任何人都能在任何时间、任何地点，拥抱充满创意与灵感的生活！

相较于花费大量时间进行思考与判断，瞬间的直觉往往能展现出更高的精准度。这一现象与左撇子在决定使用哪只手并迅速伸出以完成动作时的用脑方式颇为相似。

当然，这仅是我的一个假设。许多左撇子在日常生活中，习惯性地用右手拿取右侧物品，左手则负责拿取左侧物品。这种自然流畅的选择过程，实际上是他们凭借直觉在瞬间做出最高效决定的体现。这种根据具体情境迅速选择最优解的脑部机制，同样熟练地指导着他们左、右手的选择与运用。

我认为，在依靠直觉进行判断时，大脑的回路是由思考系统功能区、运动系统功能区以及理解系统功能区相互连接而构成的。相比之下，足球专家在比赛中若过度思考，反而会产生导致精准度下降的脑回路，它可能是由思考系统功能区、记忆系统功能区与理解系统功能区相互连接而构成的。

简而言之，通过运动系统功能区直接输出的信息，其精准度往往高于那些需要连接过往记忆再行输出的信息。

所以，只有即时且有效地将思考系统功能区、运动系统功能区和理解系统功能区连接成一个完整的回路，我们才能随心所欲地控制大脑。我稍后会详细介绍这个方法。

左撇子的得意技能——直觉力

左撇子常常会凭借直觉，瞬间冒出诸如"我有了个好主意"或"这样做感觉会很棒"之类的念头。

遗憾的是，许多左撇子并未认识到这种直觉其实是他们个性中**极具价值**的一部分。

在成年之前，右撇子与左撇子的大脑发育时长是相等的。

对于刚出生的婴儿而言，他们尚未形成惯用手的概念，此时他们的右脑会率先快速发展。

随后，随着婴儿开始牙牙学语，左脑也逐渐步入发育的轨道。

假设婴幼儿每天有 12 小时的睡眠时间，那么无论是右撇子还是左撇子，他们都有相同的 12 小时清醒时间。

在这段时间里，右撇子更多地使用右手来刺激左脑的发展。而左撇子则不同，他们在相同的 12 小时时间里，不仅会提升右脑的功能，同时也在慢慢培养着左脑的能力。

因此，左撇子有更多的机会来获得宝贵的直觉力。

我希望左撇子能意识到这一点，并且对自己"**优秀的直觉力**"拥有更多的自信。

右撇子负责语言功能的左脑很发达，而左撇子负责创意和直觉的右脑较为活跃，依据脑部发育定律，这是理所当然的事情。

左脑发达并不意味着更"聪明",右脑发达也不意味着更"优秀"。

右撇子和左撇子都应该了解各自的特点和个性,相互赋能,自信地发挥自己的能力。

通过一个小动作快速提高直觉力的精准度

直觉的本质是大脑以自己无法意识到的超快速度运转,搜集整合已存储的知识和信息,输出所得到的答案。

换句话说,要提高直觉的精准度,最重要的是**增加数据量**。

我们的大脑无法直接与外界接触,因此,必须通过眼睛、耳朵、手脚等器官将信息带入大脑。

当然,通过阅读大量书籍以获得文字信息和知识也是增加大脑数据量的重要途径。

此外,增加右脑中存储的除语言之外的信息的数据量,也可以提高产生直觉的能力。

左撇子本身是通过使用左手来刺激右脑的，并在无意识中接收到除语言以外的信息。

那么只要有意识地增加"除语言以外的信息"的获取就可以了。

比如可以采取以下方法：

- 早上起床后给观叶植物浇水时，留意土壤的干湿程度，以及每一片叶子的颜色和形状。
- 用自己喜欢的杯子冲咖啡，闻一闻杯中的香味。
- 欣赏和收集漂亮可爱的东西。
- 回忆一下看过的动画角色。
- 散步时，寻找带有颜色的东西。
- 仔细观察动物或者宠物。

仅仅做这些简单的事情，就可以训练直觉力。

发挥直觉力的三个步骤

接下来,我将介绍能让每个人都发挥直觉力的三个步骤。

典型左撇子的我,以前特别不擅长写论文或当众发表研究成果。

现在提起这些往事,经常会有人惊讶地问:"医生也有这样的经历吗?"

谈及我如何克服"言语表达"的短板,方法其实相当简单。面对需要发言的场合,我总是预先思考"我想说什么"以及"怎样表达最合适",并确保将这些思考付诸实践。

对于那些以往未曾充分利用直觉的朋友,通过遵循我在此分享的步骤,你们同样可以逐步学会倾听内心的直觉,从而做出最适合自己的选择。直觉其实渗透在我们生活的方方面面。

即便起初你对直觉半信半疑,也不妨以一种游戏的心态,比如像对待占卜或抽签那样,轻松愉快地尝试运用直觉。

保持这份轻松的心态并坚持下去,不论你是左撇子还是右撇子,都将逐步发现那些能够扭转人生轨迹的关键所在。

步骤一:相信直觉的存在

主动接近直觉

之前有很长一段时间,我都会忽视自己头脑里闪现出来的各种想法。

直到二十多岁我才意识到,**直觉中包含着许多暗示和真相**。

随着逐渐按照直觉行事,我开始相信"直觉会指引我做出正确的选择"。

如果想充分地利用直觉，过上更美好的生活，那么首先应该相信"每个人都拥有直觉"。

大多数人都容易忽视那些没有前后脉络、突然浮现的念头。

其实，"不知为何想试试做某事""今天就是想做这件事"等非言语的感受，正是直觉。

一旦脑子里灵光乍现，不妨认真思考一下"刚才想到的是什么"，试着让自己靠近它一步。

就这样，从相信直觉、重视直觉开始尝试吧。

试着对自己提问

以前有人曾说过"加藤医生的论文里没有出现过公式啊"。

在此之前，我从未设想过能够用数学公式来描绘大脑的复杂运作机制。

但那时我深知，只需向自己的大脑提出疑问，它便会以"直觉"的方式给予回应。于是，我在心中默默自问：

"我的论文里真的无法融入公式吗?"

当然,我并没有立刻找到答案。

但是过了一段时间,我在不经意地做数据分析并制图时,突然意识到"这个图可以用公式来表现"。正是这次顿悟,让我发现了大脑中某些运作机制与著名的欧拉公式之间存在着惊人的契合之处。

我们的大脑是以运动系统功能区为界,由大脑后方的听觉系统功能区、视觉系统功能区、理解系统功能区、情感系统功能区获取信息,然后通过分布于大脑前额叶的思考系统功能区和传导系统功能区向外输出信息的。

当我们向大脑提出问题时,它会以严谨的态度,依据直觉迅速提供答案。

然而,若未能事先清晰界定这一直觉所源自的问题,大脑可能会陷入困惑。即使突然闪现出什么灵感,也会像个梦似的一闪而过,我们很快就把它忘了。

有时,我们的脑海中会涌现出一些看似毫无逻辑关联或缺乏实际意义的直觉，这些直觉或许潜藏着对未来的某种预示。遇到这种情况时，我会有意识地与之对话，思考"这个直觉是怎么回事"。

通过与直觉的深入交流，大脑的传导系统功能区会被激活，开始将这些直觉转化为具体的语言或图像并保留下来，就像在捕捉直觉一样。

直觉的表达并不局限于语言形式，也并非仅由左脑的传导系统功能区所独揽。实际上，**非语言形式的直觉表达更为常见。**

这或许可以解释为何那些**擅长利用右脑的传导系统功能区捕捉直觉的左撇子，往往拥有更为敏锐的直觉能力。**

前后脑的功能区通过复杂的神经网络紧密相连、协同工作，从大脑存储的庞大数据中筛选出最合适的答案。

在这一过程中，右脑的传导系统功能区扮演着至关重要的角色。

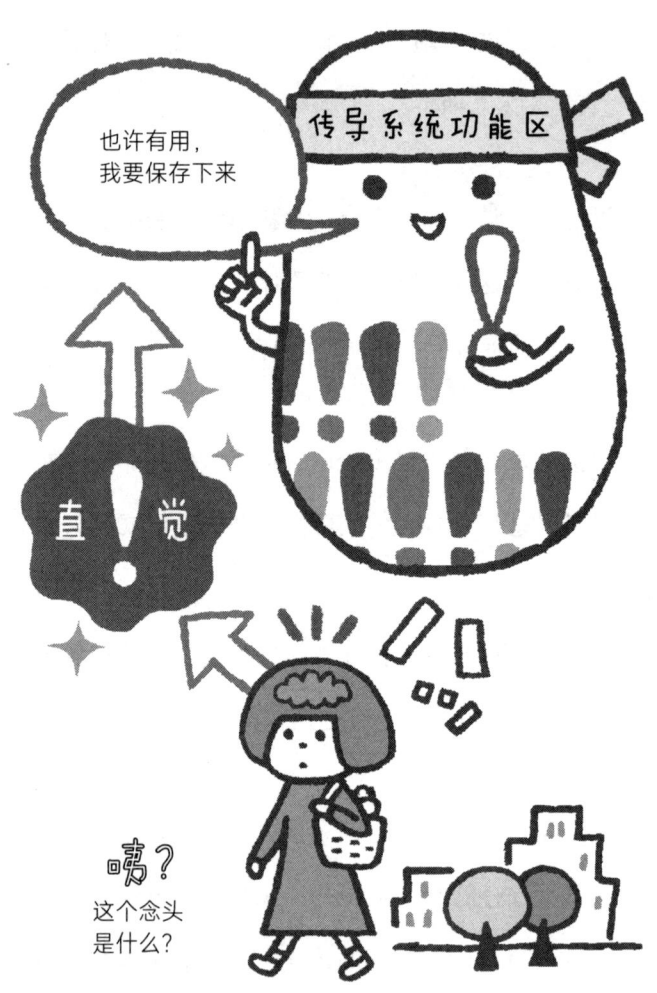

■ 传导系统功能区保存直觉

步骤二：把想到的念头记下来

左撇子要把直觉语言化

直到三十多岁，我都不太擅长将直觉转化为语言进行描述、确认、验证，并整理成文。

我常常感到自己"比右撇子慢半拍"，并一度认为"只要能把脑海中的想法用语言表达清楚，就能达到右撇子的水平"。

因此，在过去，我总是竭力尝试**将脑中思考的内容用语言总结并表达出来**。

自从开始实践将直觉语言化之后，我的人生发生了巨大的变化，不仅在专业的脑科学领域取得了许多成果，还克服了小时候的语言障碍，甚至出版了很多畅销书。

多数左撇子的大脑都会默认"信息图像化存储"模式，所以经常没办法很好地用语言表达出脑海中浮现的想法。

但是，请不要轻易放弃，努力用语言表达吧。

这是因为，通过有意识地将从右脑浮现的内容转移到左脑，并刻意用语言表达，我们就能够以具体的形式保留住直觉。

否则，那些好不容易从右脑——这个庞大的信息库中闪现出来的直觉，很可能会被大脑中涌现的其他图像所淹没和覆盖。

左撇子通过把直觉转化为语言的过程，同时激活了左、右脑的功能。如此一来，更多的信息被转化为图像，脑中闪现的灵感也会越来越多。

随身携带笔记本

如果能把直觉中闪现的想法归纳成语言，那么请你在它没消失之前，赶紧记录下来吧。

出门散步时，甚至睡觉时，身旁准备一个随时可用的笔记本，也可以用智能手机的记事本记录下来。

字迹不一定要多漂亮工整,潦草点也无所谓。比如,把像下面这样的突然想到的事情记录下来:

"想看看远处的山。"

"绘画需要的书。"

"给妈妈打个电话。"

甚至可以再短一点,比如"南瓜""花束""白色的袜子"等等。

再看到时你一定会想"为什么要写下这些"。

然后,哪怕只花30秒也要让自己再思考一下:"为什么这个想法浮现在脑海中?""南瓜到底什么意思?"

也许你立刻就能找到答案,也或者在几天、几个月之后,你才突然意识到:"哦,原来是这么回事儿啊!"

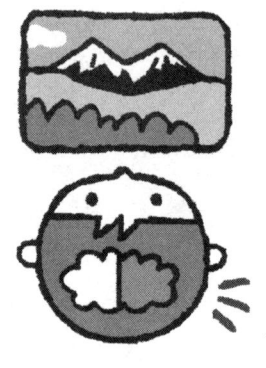 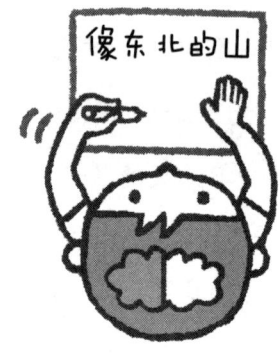

右脑灵光一闪　　　　　　用左脑语言化

这样一来，直觉就会不断浮现！

■ 用语言表达直觉

 步骤三：实际验证

将直觉用文字记录下来之后，你就可以在自己的能力范围内试着开始实践了。

比如，你去花店的时候，可能会突然想起某个熟悉的朋友快过生日了。

又比如，当你给妈妈打电话时，她告诉你，你的中学同学正好过来找你。

就算你觉得"这些大概只是巧合",但只要这些直觉带来了意外的收获,久而久之,你就会体会到将直觉转化为行动的乐趣所在。

若结果未能如你所愿,请勿急于否定:"哎,直觉终究是靠不住的。"

直觉通常会经历"语言记录—验证"的过程,慢慢训练才能得到提升。

就我而言,通过日常诊疗和脑科学研究验证直觉已经成为习惯。

接下来我将介绍我的做法,它简单易行,任何人都可以做到。

灵感笔记本的使用方法

1. 购买笔记本,至少准备一册"灵感笔记本"。

2. "灵感笔记本"务必一天一页,在页面上记录好当天的日期。

3. 灵感来了就在笔记本上记录下来。

4. 每周回顾一次所记录的内容，进行灵感检查。

5. 思考这些灵感都代表什么意思。

我认为直觉是"通往未来的路标"。因此，每周我都要回顾一次灵感笔记本，确认以下内容。

灵感确认的方法

1. 这个灵感成为现实了吗？

2. 看过以后有什么想补充的吗？如果有请写下来。

3. 如果你对某件事情特别在意，不妨回想一下，之前是否有过类似的记录。翻一翻以前的笔记，或许能找到答案。

4. 思考一下这个灵感是否有用处。

之所以采取这样的做法，是因为我们时常会**将自己的欲望和愿望错当成直觉**。然而，只要我们持续有效地利用灵感笔记本，并不断地实践练习，那些不切实际的妄想以及无意义的直觉就会逐渐减少，而我们的直觉精准度也会随之提高。

直觉对未来也有帮助

有时候，灵感来临时，迅速采取行动至关重要。但直觉则不同，它不受时间和空间的束缚，因此不一定能立即得到验证。此外，在不同日子里累积的直觉，有可能会逐渐交织在一起，形成一个综合性的感知。

例如，有些直觉预示了10年之后的情况。我在美国进修脑科学期间，全身心都投入研究课题当中，根本没有余力向他人授业，但那时脑海里偶尔会闪现出"要面向公众举办讲座"的念头。在后来的10年里，我果然开始频繁地进行演讲。

同样，在"最好成立一家公司"的念头出现之后的第八年，也就是2006年，我创立了自己的公司。

30年后才得以应验的直觉也是有的。我在医学部二年级的时候，在文化祭上举办了名为"未来医学"的活动，向公众分发介绍未来预防医学发展趋势的小册子，吸引了200多人大排长龙。小册子中的内容是基于我21岁时对预防医学未来的直觉洞察所撰写的，我期望未来的脑科学研究能够主要聚焦于提升健康人群与病患的能力上，以此实现医学领域的进一步飞跃。

直到2013年开设了加藤白金诊所，我用了大概30年才实现了21岁时灵光乍现的想法。

当然，我也曾有过令人难以置信的直觉体验。有一次，我在外地遇到一位患者，当时就感到他"情况有些不对劲"，于是迅速决定安排他住院深入检查。结果，在办理住院手续的过程中，这位患者突然失去了意识。正是得益于我的直觉，我们才能够及时采取必要的救治措施。

由于我曾凭借直觉挽救过患者的生命，所以在年轻时，我每天都满怀期待地想要验证自己的直觉，体验"直觉医学"的奇妙之处。

而我之所以对脑部图像诊断充满热情,正是因为它能够为我提供一个更为精确的手段来验证我的直觉。

持续验证,提高准确率

在日常生活中,验证直觉其实是一件轻松的事情。

例如,早晨躺在床上时,你可以尝试预测当天早晨和傍晚的天气情况,并将预测结果记录在灵感笔记本中。待早晚时分,你便可以对照实际天气来验证自己的直觉。

除此之外,验证直觉的方法还有很多。比如,如果你突然想起了某个人,不妨将其名字记在笔记本上。随后,在一天中的某个时刻,你可能会意外地接到这个人的电话、收到其发来的邮件或信件。

即便事情并未如你所预期的发生,通过反复这样的练习,你也能逐渐掌握直觉的微妙感觉,并能清晰地感知到自己预测准确与错误的概率分布。

 进阶步骤四：注意你的直觉习惯！

每个人都有自己容易产生直觉的时间段和场所。

直觉有所谓的"关键时刻"

对我而言，早晨做梦的时刻以及出门前后的半小时，是直觉最为敏锐、易于接收信息的时段。其实，每个人都有这样一段直觉格外活跃的时间，因此，不妨在这些时段里，让自己静下心来，耐心等待直觉的自然降临。

直觉还有所谓的"关键空间"

比如厕所、家附近的路口，这些都是我直觉涌现的地点。

我还发现，每次旅行入住酒店的第一天，直觉总是特别活跃。甚至在国外咖啡馆学习的时候，直觉也会如泉水般不断涌现。

激发直觉的关键人物

与人相遇时，直觉有时会自然而然地涌现，但相反，有时也会遇到某些人，让我们的思维突然变得一片空白。

基于这样的体验，我们可以尝试将那些能让我们直觉敏锐涌现的人列成一个正面清单，而将那些无法激发我们直觉反应的人归入一个负面清单。

通过这样的分类管理，我们或许能够构建出更为和谐舒适的人际关系。

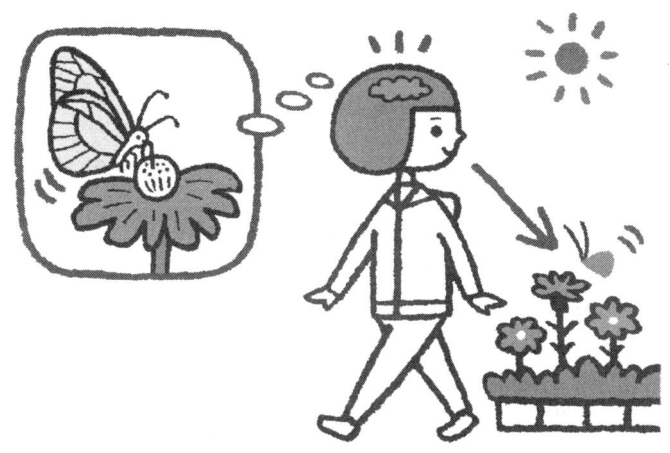

■ 享受一边眺望风景一边散步的乐趣

提高直觉的脑部训练法

孕育直觉

散步

我每天早晨都会安排大约 50 分钟到 1 小时的散步时间,这段时间对我来说意义非凡,我称其为"灵感时光"。

接下来,我想与大家分享一些从以往散步经历中提炼出的、最能激发灵感的散步技巧。

在踏上散步之旅前,我有一个习惯,那就是简要**回顾**前一天未竟之事,并**明确**当天需要思考或解决的问题,让它们在我的脑海中扎根。

散步期间,我会刻意将日常的任务搁置一旁,转而沉浸于周遭的自然美景中——欣赏怒放的花朵,观察蝴蝶轻舞于花瓣之上,尽情享受这份悠闲与愉悦。

这样的做法不仅能够让身体的运动系统功能区得到锻

炼，还能促使记忆系统功能区、视觉系统功能区、听觉系统功能区乃至思考系统功能区等多个大脑功能区从晨间的混沌状态中苏醒并活跃起来。大脑一旦被全面激活，灵感的火花便更易在思维的碰撞中迸发而出。

改变已成为习惯的行为

寻求灵感的途径并不局限于散步这一方式。

在工作或学习的间隙，不妨抽身而出，去户外深深呼吸一口新鲜空气，或是简单地望向窗外的风景，哪怕只是片刻的时间，也能帮助你暂时放下现有的思绪，给予大脑一个休憩与放松的机会。

另外，尝试在日常的通勤路线上稍做改变，或是偶尔光顾那些不常去的便利店，这些跳出常规的行为或许能为你带来新的灵感。因为当我们的行为总是"一如既往"时，大脑所受到的刺激就会逐渐减少。

就好比当你第一次看到红色时，大脑会被这种鲜艳的色彩所激活。然而，如果长时间持续观看红色，大脑对这种刺激的反应就会变得相对迟钝。

因此，我每天都会变换散步的路线，并且不固定行走的速度，以此来为日常活动增添一些变化。

为了调整心情，我时不时会泡上一杯红茶，或是选择到咖啡馆里办公一段时间，这样的环境变化往往能让直觉更加敏锐地涌现。**给予大脑持续的新刺激，有助于培养出更加易于产生直觉的思维能力。**

假设自己是个……

采取角色扮演的方式，也是培养直觉的一种有效途径。

如果去旅行时假设自己是摄影师，会激活视觉系统功能区和右脑的传导系统功能区，使你在视觉上捕捉到前所未有的灵感火花。

如果假设自己是诗人，出门散步的时候，视觉系统功能区和左脑的传导系统功能区就会活跃起来，从而激发出口头或文字上的创意灵感。

如果怀着 20 岁的心态生活的话，20 多岁时使用过的大脑功能区将重新焕发活力,仿佛青春的灵感之门再次为你敞开,让创意与活力源源不断地涌来。

捕捉直觉

尝试分析梦境

梦和直觉一样,会告诉我们各种各样的信息。

在儿时读过的关于日本第一位诺贝尔物理学奖得主汤川秀树的传记中,我也看到过这样的话:"睡觉前在枕边放上笔记本,如果梦到什么起床就把它记下来。"

当时读到这里的我想:"如果做同样的事情,自己的头脑也会变聪明吗?"出于这份好奇,我开始记录下自己的梦境。

在大脑信息尚显匮乏的童年时期,我所能回忆起的梦境都只是一些琐碎的小事。高中、大学,接着是20岁、30岁,随着知识和经验的增加,梦的精准度也随之提高。

例如,我在睡前完成了手稿,梦里却出现了"这里和那里写得不太好"的情景,早上醒来后我重读稿子并进行修改后，成就了更好的作品。这样的事情经常发生在我身上。

我也学习了弗洛伊德的梦境解析理论，并阅读了关于梦境的相关书籍。我的目的并非盲目信赖梦境的直接预示，也不是急于将其内容应用于现实生活。

我只是在梦境出现后记下它。第二天，我会思考"为什么今天会做这个梦""为什么今天的梦与昨天的不同""究竟这梦有什么含义"等等。我会结合所学的梦境知识和个人理解进行反思。

通过及时捕捉并记录梦境，我在训练自己敏锐捕捉直觉的同时，也拓宽了思维的边界。

把直觉变成现实

优先处理突然出现的想法

左撇子的直觉虽然来得很快，但左撇子不太擅长将这些突然出现的想法付诸实践。

他们的右脑中充斥着大量的信息，这使得他们难以有效地根据事情的重要性和紧迫性来安排处理的先后顺序。

所以，即使有很好的直觉和灵感出现，大多数也会溜走，无法付诸行动。

因此，我会为脑中出现的信息设定先后顺序。

例如，我的梦中出现了"在稿子的第3章中加入案例"的提示，并且在醒来后，直觉也反复提醒我"需要补充原稿内容"，那么我就会判断这是一项对我而言至关重要的任务，并会优先着手处理它。

梦中经常会出现现实中缺失或被遗忘的事情。

你可以在一天开始时，记录下浮现在脑海中的直觉，询问自己"从哪里开始做比较好呢？"。

或者，你可以制定一个"待办事项"清单，按照逻辑和重要性逐一落实，以此方式将梦境中的直觉尽可能地转化为现实中的实际行动。"待办事项"清单的制作方法将在第四章中介绍。

如果是我崇拜的人会怎么做？

我常常在心中向自己发问："如果爱因斯坦活在现代并研究脑科学，他会怎么做呢？"又或者问自己："假设释迦牟尼佛以智慧之眼审视脑科学领域，他将会深入哪些方面的研究？"

不必非得想象世界伟人，让我们将目光投向未来，想象那个更加成熟、10 年乃至 20 年后的自己，会给予我们怎样的建议与指导呢？

同样地，我们也可以借鉴身边那些令人尊敬的上司或名人的智慧。设想一下："如果是他们的话，在这种情况下会怎么做？"**通过借用他们的思维方式，我们能够开启新的思考之门。**

在日常生活中，我们往往容易陷入自己的思维定式，被既定的"常识"所束缚。因此，尝试以"如果是我崇拜的人会怎么做"为视角来审视问题，无疑是一种拓宽视野、打破常规的有效方法。

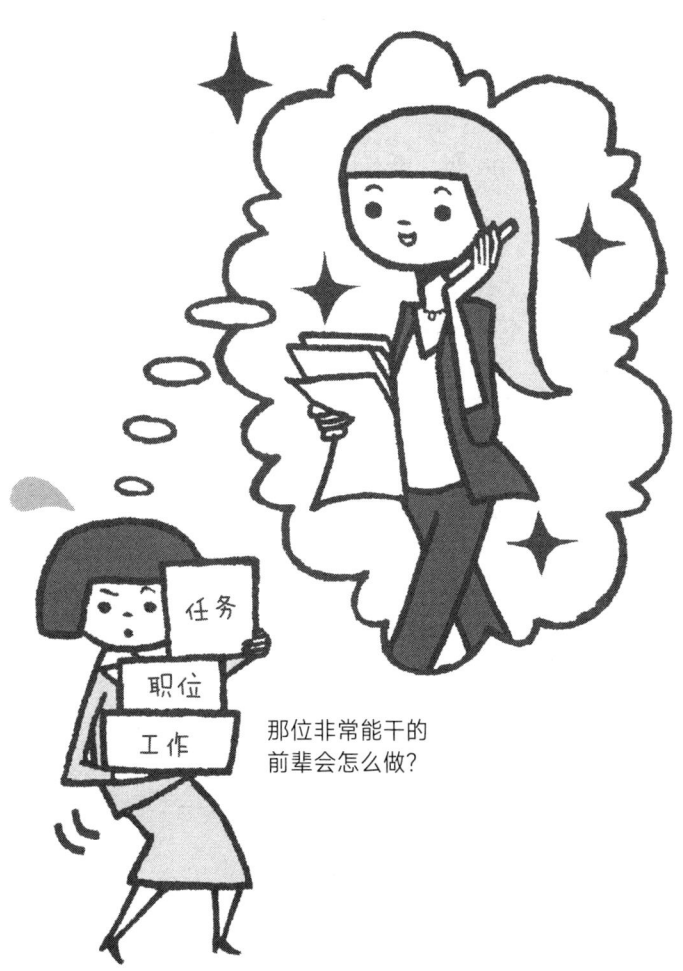

■ 思考"如果是我崇拜的人会怎么做"来克服障碍

在这样的想象中,那些平日里难以触及的直觉与灵感可能会悄然浮现。而这些直觉,正是我们超越自我、突破极限的关键所在。巧妙地利用这些直觉,我们不仅能够实现个人的成长与蜕变,更有可能在人生的旅途中书写出截然不同的篇章,改变自己的人生轨迹。

专栏

左撇子在体育方面有优势吗?

在体育界,左撇子球员会受到特别关注。

我经常听到"因为是左撇子,所以经常被运动类的社团招揽"这样的说法。

那么,左撇子在体育方面真的有优势吗?

在**排球**、**曲棍球**等多人参与的竞技比赛中,面对左撇子选手从常规方(右侧)的相反方向发起的进攻,对手往往会感到格外棘手,难以有效应对。

在**棒球**赛场上,左撇子投手投出的球因其不寻常的旋转与轨迹,确实给击球手带来了不小的挑战,难以准确击中。然而,对于左撇子击球手而言,他们站在本垒上时,相较于站在本垒右侧的右撇子,到一垒的距离显著缩短,这也在一定程度上为他们提供了优势。

至于**篮球**、**足球**这类依赖灵活运用双手或双脚的运动，运动员们普遍倾向于按照既定的战术和习惯进行攻防，因此，那些打破常规、不按常理出牌的对手往往会让他们感到不适，难以摸清对方的行动规律。

在单人或人数较少的比赛中，左撇子的优势往往能得到更为充分的展现。

以**网球**、**羽毛球**、**乒乓球**这类球类运动为例，左撇子的发球和接球线路与右撇子选手的不同，会给右撇子对手制造相当大的困扰，从而在比赛中会占据一定的上风。

影响最大的应该是**武术和格斗**。

当右撇子面对来自左侧的、他们不熟悉的攻击时，他们往往会感到难以适应。这不仅会增加他们的体力消耗，还容易分散他们的注意力。正因如此，有研究指出，在这些对抗性极强的运动中，左撇子选手往往拥有更高的胜率。他们的非传统攻击方式，使得对手在应对时更为吃力，从而在竞技场上占据了一定的优势。

当然，与利手无关的竞技也存在。

例如在**体操**和**游泳**等个人竞技的比赛项目中，利手差异应该不大。

在与对手对抗的竞技中，左撇子确实更有利。

由于右撇子占据了人口总数的 90% 以上，这意味着大多数运动员在日常训练中主要面对的是右撇子对手，而与左撇子交手的机会相对较少。这种训练上的不对称性导致右撇子运动员在面对左撇子对手时，往往难以迅速适应其独特的动作模式和节奏，从而增加了攻克左撇子的难度。

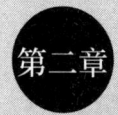

第二章

独创性超强

——源源不断的丰富创意

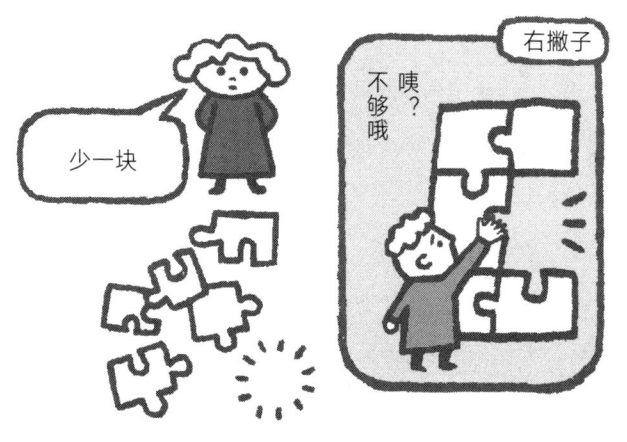

独特的图像记忆优势

左撇子独特的用脑方式催生出的第二种惊人的能力是"独创性"。

左撇子的大脑结构与占人口 90% 的右撇子的大脑结构存在显著差异。这种结构上的差异往往赋予了他们独特的个性特征。

在处理问题时,左撇子倾向于运用与右撇子截然不同的脑回路。对他们而言,这种处理方式或许习以为常,但在周围习惯右撇子思维模式的人看来,左撇子的思考方式却充满了创新与独到之处。

左撇子与右撇子在信息处理方式上的一大显著区别在于,右撇子往往将语言文字作为信息输入大脑,而左撇子则更倾向于"通过视觉捕捉信息,并将其转化为图像输入大脑"。

右撇子在使用左脑处理信息时,会采取逐条、缓慢且逻辑清晰的方式，将语言文字信息有序地存储起来。相反，左撇子在运用右脑时，能够像照相机按下快门那样，迅速捕捉并整体存储信息，形成鲜明的图像印记。这种**图像化的信息处理模式**，使左撇子在**视觉记忆**和**形象思维**方面能展现出独特的优势。

电脑和智能手机在存储文本信息时，所需的空间相对较小，但存储图像和动画等数据时，所需的空间就会大幅增加。类似地，大脑在处理信息时，如果以图像的形式保存，其数据容量也会变得非常庞大。

大脑中的信息量越大，意味着可以提取和输出的内容就越丰富，这为产生多样化的策略提供了更多可能性。因此，对于那些倾向于以图像形式存储和处理信息的左撇子（通常更多地依赖右脑）来说，他们的大脑中**拥有更多的选择，能够跳出既定框架，产生更具创意的想法。**

此外，左撇子还擅长将脑海中浮现的图像数据进行整合，通过想象创造出新的场景和画面。这种能力使得他们在面对问题时，能够灵活地组合和重构信息，从而找到新颖的解决方案。

无论是时间上还是空间上，看似完全无关的图像都能被整合在一起，激发出新的创意火花，这与第一章讨论的"直觉"概念紧密相连。**依据脑海中突然浮现的图像组合所形成的直观印象来采取行动，往往能在关键时刻助我们摆脱困境。**

举例来说，不经意间望向某个角落而发现遗忘的重要文件，或是猛然间想起某位朋友并立即发送邮件，却意外得知对方已忘记之前的约定——这样的事情在我们的日常生活中屡见不鲜。这些看似偶然的"图像触发"事件，实则反映了大脑整合信息并产生新联系的能力。

对于左撇子而言，若要充分利用其图像记忆的优势，就需要有意识地引导这些信息从主要负责图像处理的右脑，转向左脑进行语言化和逻辑化处理。这一过程不仅有助于加深记忆，还能促进创意的生成和问题的解决，使左撇子

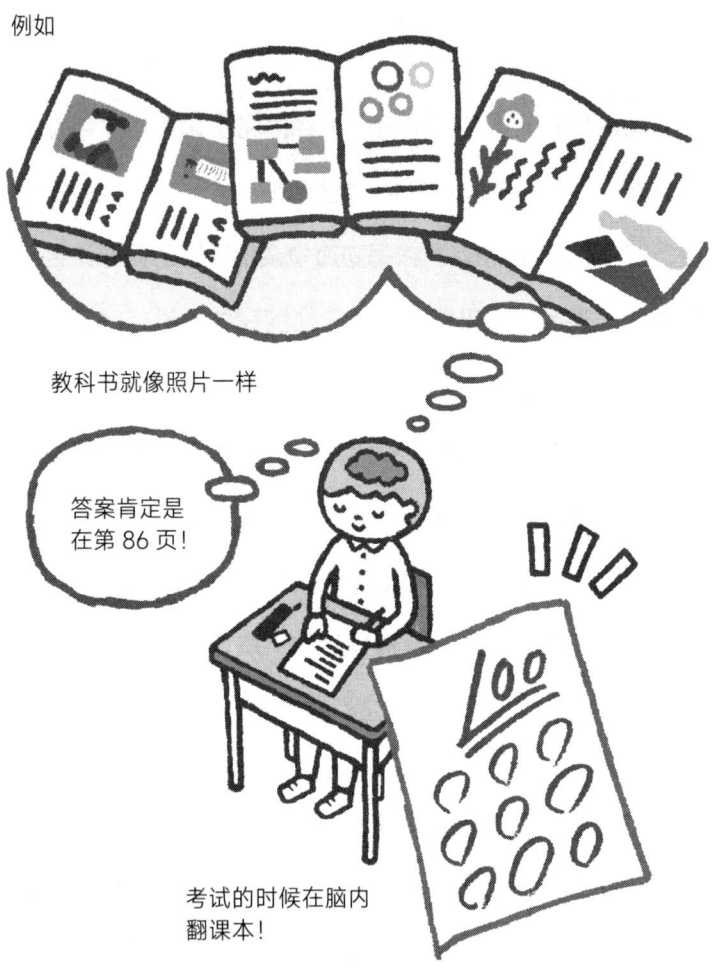

■ 右脑擅长图像记忆

在思维上更加灵活多变。

通过这种方式，左撇子能够更有效地挖掘和利用大脑内庞大的信息库，从而不断锻炼并提升自己的独创性。

因为与众不同，才养成找窍门的习惯

身为左撇子的我，总是不自觉地留意着那些同样用左手的人。

比如，我在诊所接待处观察左撇子写名字的样子时发现，他们会巧妙地调整笔尖向右倾斜，或是将纸张微微侧放，他们每个人都拥有自己独到的快速书写的秘诀。

对于右撇子而言，在方框内流畅地写下自己的名字简直是易如反掌，几乎是一种不假思索的本能动作。

许多左撇子或许从小就在心中暗自琢磨，对于别人轻而易举就能完成的事情，"为什么自己就是写不好呢？""怎样才能写得工整漂亮呢？"正是在这种反复尝试与自我挑战的过程中，他们逐渐摸索出了属于自己的书写之道。因此，他们的字迹往往独具一格，充满了个性化的魅力。

不仅仅局限于书写，左撇子在人生的各个场景中都会面临"自己与众不同"的思考，需要探索与周围人和谐共处的路径。他们倾向于从多元视角审视这些差异。

例如，假设一个左撇子听到某个自己不太认同的观点，他首先会对自己产生怀疑，觉得"我这么想是不是很奇怪""是因为自己对内容理解得不充分吧"等等，从各种角度思考自己为何与众不同。

因此，左撇子在处理一件事情时**的思考时间**，往往远超过右撇子处理同一件事情时的思考时间，这也使得他们能够吸纳和处理更**丰富的信息**。正是基于这种深入且广泛的思考，左撇子们往往能够孕育出众多新颖独特的创意。

"不能和大家一样"的意识孕育独创性

日本昭和时期的作家小林秀雄在其著作《莫扎特》中写道："模仿是独创之母，是唯一的真正的母亲。"

我在 18 岁时成为小林秀雄的忠实粉丝，拼命阅读他的作品，深受其影响。

确实，模仿在教育领域扮演着至关重要的角色，能够有效促进模仿者大脑的发展。然而，跨越到独创性的层次则是一项艰巨的挑战。

以患有发育障碍的成年人为例，尽管他们在模仿方面展现出天赋，但往往缺乏独创思维。左撇子尝试模仿右撇子的行为，其难度甚至超过了右撇子之间的模仿。

我认为这种挑战深刻地影响了大脑的工作机制。

左撇子在不经意间从试图摆脱"与众不同"的情绪中，反而增强了"我确实与众不同"的意识，这一过程无形中培养了他们的独创性。

当大脑遭遇难题时，这实际上是**促使新功能区成长的信号**。

现有的大脑功能区无法应对新的挑战，于是我们被迫探索并启用新的大脑功能区。

面对这样的机遇，不应轻易放弃，而应坚持当前的努力，这样的持续实践自然而然地催生了创造性的成果。这是左撇子天生具备的一种潜能。

一旦左撇子认识到这一点，他们就能轻松开启独创性的大门，让创造力如泉水般涌现。

💡 "细致的观察力"耕耘着创意的田地

在脑科学领域中，已有研究表明，"镜像书写"能够对视觉系统功能区以及大脑的其他关键功能区，特别是前额叶中的运动系统功能区、思维系统功能区和传导系统功能区，产生独特的刺激作用。

所谓镜像书写，实际上是一种通过观察镜中反射的颠倒图像，模仿这些图像中动作的行为。对于左撇子而言，他们日常观察右撇子的动作时，就如同在进行一场持续的镜像书写练习。

特别是在幼年时期，左撇子们需要想象并翻转右撇子使用筷子的方式，思考如何以左手模仿右撇子使用筷子的姿势，甚至要细致研究手指的角度和细微动作。这一过程无疑锻炼了他们的**观察能力**，使之更加敏锐和细致。

我认为，正是这样长期而深入的观察和思考，为左撇子们播下了独特创意的种子。许多人认为"新想法"都是突然从天而降的，但在我看来，创意更像是"从广袤田野中无数播撒的种子中逐渐萌发出来的"。这个比喻恰如其分地描绘了创意产生的过程。

尽管我们无法预知哪颗种子会最终发芽，但通过不断地、细致地观察和思考，持续耕耘这片孕育创意的田地，总会有几颗种子得到充分的滋养，破土而出，绽放出创意的花朵。

在无意识中弥补不足

左撇子往往在无意识中"培育容易产生创意的土壤"，这一过程实质上是对自身不足的"补偿和完善"。

2020年,我曾开展了一项探究"收听广播节目与大脑成长的关联"的实验。

实验结果显示,每日持续收听 2 小时以上的广播,不仅能有效激活左脑的语言记忆功能,还能激发视觉想象力,推动右脑记忆系统功能区的成长。

当语言信息以声音的形式输入并被听觉系统功能区捕获后,视觉系统功能区会本能地补充相应的图像信息,与听觉系统功能区共同构建记忆。

左撇子在日常生活中频繁运用这种方式锻炼他们的"补充与整合能力"。

观察现状、识别存在的不足,并持续思考如何弥补这些不足,正是孕育新创意的正确用脑方式。

💡 大脑体验差异造就左撇子的独特创造性

即使在同一地点、同一时间采取相同的行动,如果使用的左、右手不同,反馈给大脑的体验本质也会有所区别。

这种差异赋予了左撇子这一少数群体独特的创造性。左撇子与右撇子在"大脑体验"上不同，一个关键原因在于他们无法以相同的视角审视事物。

人们往往会将注意力集中在惯用手所在的一侧。右撇子倾向于关注右侧，而左撇子则关注左侧。也就是说，即使在同一个地方，左撇子看到的方向、听到的声音和记住的感觉也与右撇子不同。

而且，人在接触周围事物时，会不自觉地运用自己更为擅长的大脑功能区来捕捉信息。

举例来说，右撇子一般擅长阅读、倾听和记忆语言，即拥有较高的语言能力，他们通常会从言语信息中获取90%的信息，而剩下的10%则来自非言语信息。相反，左撇子从言语信息中获取的信息量约为60%，而40%则来自非言语信息。因此，在获取信息的过程中，左撇子与右撇子在言语信息上存在30%的差异，在非言语信息上也有30%的不同。

这些差异随着时间的推移，将会累积成巨大的鸿沟。

即使过着同样的生活，大脑体验也不尽相同

众多研究已证实，面对相同的问题和任务，左撇子与右撇子的大脑反应明显不同。

实际上，就算两个人的生活轨迹完全相同，他们所经历的大脑体验在左、右利手之间也存在着显著的差异。

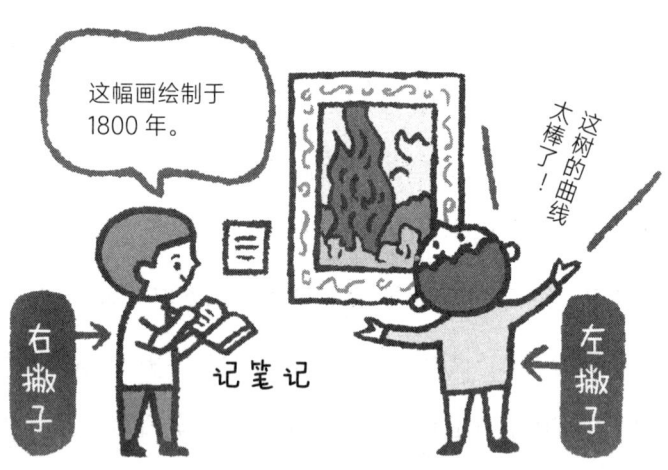

■ 日积月累的经验塑造了独创性

举例来说，假设有两个人在同一天的同一时刻攀登上了同一座山，当右撇子感叹"真是愉快的一天"时，左撇子同样说出这句话，话中却可能蕴含着与前者截然不同的内心感受和体验。

正是这些细微而持续的差异，在日积月累中，促使左撇子在日常生活里逐渐塑造出独树一帜的个性。

左撇子是天生的文案创意人

左撇子所具备的丰富创造力在诸如广告文案撰写等领域中能够得到充分的展现。

你可能会疑惑："处理语言不是主要由左脑负责吗？那写广告标语这类活儿，不应该是右撇子更拿手吗？"

当然，右撇子可能更擅长运用逻辑严密的文字来精准传达意图。但在用寥寥数语即勾勒出意境的文案创作方面，左撇子无疑展现出了独特的优势。

西胁顺三郎的诗集《谷物祭》中有一首名为《晨祷》的诗：

> 那犹如镶嵌的宝石般的早晨
> 有人在门口低声细语
> 那是神之诞生日的私语吧

仅仅读到第一句"那犹如镶嵌的宝石般的早晨"，我们的脑海里就出现"晨曦初照，天空仿佛被无数闪烁的宝石点缀"的画面了吧。

我觉得像这种让人一读到就能在脑中浮现出画面的"图像语言"，才是文案写作的最高境界。

"宝石""早晨"这些词汇本身并无特别之处，但当它们被巧妙地组合在一起时，便构成了一幅生动的图像。

左撇子仿佛拥有摄影师捕捉瞬间的能力，能够迅速按下照相机快门，定格画面中的精髓，并通过语言的描绘，将其转化为独一无二的文案作品。

擅长抓住本质的右脑

广告文案的核心,在于以精炼之语传达既定概念。

在着手运用词汇、构建信息框架之前,首要任务是深刻洞察并把握事物的本质。

右脑拥有**俯瞰全局**、**捕捉整体**的视角。

广告文案撰写者能够精准捕捉事物的本质,并将其转化为艺术语言,这往往为左撇子所擅长。他们凭借独特的思维方式,将深刻的理解与精准的表述完美融合,写出触动人心的文案作品。

不断试错,悉心培养

即便心中萌发出"极具个性的创意",若缺乏悉心的培育,它终难茁壮成长为令人瞩目的参天大树。

由于我深受注意缺陷多动障碍的困扰，在35岁之前，每当脑海中涌现出"这个想做""那个也想尝试"的念头时，我总是会盲目地四处出击，却无一例外地以半途而废告终。

对于那些无法迅速转化为现实或显见成果的想法，我总是感到不满，这导致我难以充分利用那些来之不易的创意火花。

命运的转折发生在我被美国明尼苏达大学放射科吸纳为研究成员之时。当时的上司给予了我宝贵的建议："**试着专注于一件事。**"这句话唤醒了我要坚持不懈地深入挖掘和培育自己想法的意识。

从那以后，我的人生发生了巨大的变化。

1991年，我发明了"近红外线成像法"，通过近红外线观测大脑血红蛋白动态以测量脑活动。尽管后续我投入了大量精力于提高图像精度的核磁成像研究，但仍面临诸多限制。

2002年，我创新性地提出"矢量近红外线成像法"，通过测量更小的氧分子（仅为血红细胞的十万分之一）提升精准度。

掌握发明技巧后，我开发了加藤式MRI脑成像诊断法，用于评估受试者的个性、优缺点及职业匹配度，并得到了2003年诺贝尔医学生理学或医学奖得主劳特伯博士的认可。经过17年的打磨，该项目最终于2008年得以完善。

人们在悉心培养和深化自己的创意想法时，往往能够收获意想不到的丰硕成果。

如何将想法转化为现实

假设你渴望设计一个"前所未见的杯子"，首要步骤是将你心中的"杯子形态"具象化，这将成为创意萌芽的种子。接下来，需要给予这颗种子阳光、水分与养分，将其置于心中一隅，时常照顾，并随着新灵感的涌现持续培育，将其逐步完善与升级。

"毕加索会做什么样的杯子"或"冈本太郎会怎么做呢",你可以尝试运用第一章提及的"如果是自己崇拜的人会怎么做"的方法向自己提问,这样的思考方式有助于激发更多新颖构想。

无论是一个月、三个月,还是半年、一年、两年,只要能够坚持不懈,一定会带来极大的益处。

我从30岁开始,就自觉地运用这种方法不断学习,而许多左撇子也已经在无意识中锻炼出了这种耐心与坚持。

为了摆脱"右撇子轻而易举就能做到的事,自己却难以做到"的自卑情结,左撇子们需要日复一日地尝试与调整,这种**持之以恒**的努力至关重要。

更为关键的是,左撇子们需要建立起**主动培养创造力**的自觉意识,这样才能将脑海中的创意更加有效地转化为现实。

即便是少数派也要勇敢地培育创意

当左撇子在投入时间培育创意并展现其独特性时，需牢记的一个关键点便是，**不要受他人评价的影响**。

左撇子自诞生之日起便属于少数群体，其数量相对较少，加之大脑结构的差异，他们所提出的见解也往往属于"少数派的意见"。因此，能够认同左撇子独特思维的人并不多见。

然而，请不要因为你的想法未能得到周围人的理解，就轻易地认为它们"毫无价值"。

创意越独特越容易遭到反对

我在 30 岁的时候，发布了测量大脑活动的近红外线成像法和大脑核磁网络活动图像法。这两种世界顶尖技术为当前的大脑活动图像化发展作出了重大贡献。

但是，越是划时代的独创性技术，越容易与过去的

"常理"相悖，引发出众多反对意见。

若你因周遭人的意见与评价而丧失信心，便会失去培育自己想法的耐心。

每当我因此感到沮丧时，我的做法是：不去理会他人的言语，而是将今天的自己与昨天的自己进行对比，评估自己进步了多少，并为自己打分。

我会这样告诉自己："这件事已经做到了，比昨天进步了一点。""离目标还有十步之遥，但如果我能这样做，就已经向前迈进了两步。"就这样，我一步步如同攀登台阶，一边确认脚下是否稳固，一边朝着目标坚定前行。

左撇子主要依赖右脑，通过五官全面接收外界的信息，因此他们对环境的影响尤为敏感，也更容易过度在意他人的看法。

无论取得的进步多么细微，首先要学会**自我肯定**。

然后再耐心地逐步投入时间，细心地浇灌并培育创意的种子。

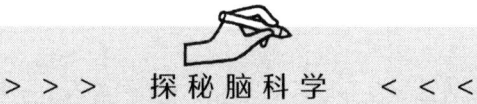

> > > 探秘脑科学 < < <

高敏感人群和左撇子的关系

高敏感是心理学上的概念,从脑科学的角度来解释的话,其实质可归结为该类人群的右脑情绪主导左脑情绪,进而引发出独特的脑部运作。

关于这一点,我在拙著《情绪大脑的锻炼方法——过于温柔只会吃亏》中也曾探讨过这一现象。书中提到,右脑情绪的形成往往源于对他人心境及周围环境的敏锐感知,而左脑情绪则多与个体自身情绪的产生紧密相连。简而言之,**当外界情绪占据主导地位,且超越我们自身的情绪时,我们所感知到的情绪强度便会增加,对周围环境的敏感度也随之提升。**

基于情绪大脑的运作机制,我们不妨做出一个假设:**左撇子比右撇子更容易成为高敏感人群。**尽管左撇子的右脑发育相对更为完善,但其左脑情感系统功能区的发展可能相对滞后。

> 我自身便是如此,然而我始终坚信,每个人都是独一无二的。只要我们能够把握更多机会,不断强化自我意识,高敏感特质便不再是困扰,反而能够转化为激发创意的宝贵源泉。

提高独创性的脑部训练法

挑战没有经验的事情

倒着读一本书

每天在同一时间起床,吃着相同的早餐,搭乘同一辆电车、坐在同一节车厢去公司,和固定的同事共事,回家后喝着同一种啤酒、看着同一类型的影片。

这样刻板重复的生活,仅会调动大脑的部分功能,未被启用的功能便会慢慢退化,进而让人丧失创造力。

想要更容易地产生出自己独有的创意,可以每天尝试接触一些未曾体验过的事物,不断挑战大脑,刺激大脑,吸收新的信息。

不用把尝试从未做过的某件事,想得特别困难。

有个简单又有效的方法:从你以前读过的书里随机挑一本,从最后一页倒着往前读。日语书一般是竖排书写,文字从右往左排列，通常阅读顺序是从页面右侧往左侧读。你可以从最后一页读起，读完一段，再翻到前面读上一段。当然，随便翻开一页开始读也挺好。

我经常在写稿子的时候遇到瓶颈，这时我会把竖排文字改成横排，或者改变字体，以此来改变一下节奏。

这么一来，说不定就能发现一些错误，或者冒出新的灵感，知道该补充些什么内容。

尝试拒绝自己喜欢的事物

有时候，刻意与自己偏爱或习以为常的事物保持距离，能为大脑注入别样的活力。

比如，我以前非常喜欢喝咖啡，每天都要喝好几杯。

但是，有一次因为必须住院检查，我开始尝试戒掉咖啡。

后来，我在咖啡馆工作时，面对满架的咖啡只能望而却步，不得不选择果汁或红茶。可大多数咖啡馆里，咖啡种类繁多，其他饮品却寥寥无几，要是总喝红茶，没过多久就会觉得乏味。从那时起，我便开启了探寻"更美味的红茶"之旅。

我不仅在国内四处寻觅，每逢出国旅行，还会特意去拜访那些以前从未关注过的香草茶和红茶店。

随着兴趣领域的悄然转变，我的行动也随之改变。为了获取更多新鲜的信息，我不断拓宽探索的范围。

最终，我看待事物的角度和思考方式都发生了变化，独特的想法也如雨后春笋般不断涌现。

在重复中体会不同

当游览寺庙等庄重场所时，我们都会感到一种神圣的气氛。

在读书、做饭、散步等活动中，每个人都会有不同的感受。我认为这是由于我们使用大脑的方式与平日有所不同。

要是能留意到这些细微的差异，即便重复着相同的行动,每次也会得到不一样的感受。

例如,在同一时间沿着同一条路线散步,或许能感受到与前一天不一样的空气,遇见不同的人。定期前往庙宇庭院等地,也能发现以往未曾注意到的不同装饰,或是看到随季节变化而生长的植物。

从一次次看似相同的体验里挖掘出多样的感受,能够逐步构建起自己独有的大脑神经网络。

随着时间的推移,你会逐渐掌握一套属于自己的独特用脑方式,从而产生其他人无法轻易模仿的独创力。

故意制造一些困难情境

我出生于日本新潟县寺泊町野积(现长冈市),在那里度过了自己的年少时光。

那时候的野积,位置偏远,各类设施少得可怜。别说是便利店了,就连普通的店铺都很难见到。在周边数公里的范围内,只有一家日用品杂货铺。

所以，每次我和祖父去钓鱼，根本不会想着去买鱼竿、钓线和铅坠这些专业的渔具。我们会就地取材，用山上砍来的竹子当作鱼竿，再向附近的渔夫讨要点鱼线。每一次我们去钓鱼，都是凭借手头现有的东西，或者根据实际情况，想出各种办法来应对遇到的问题。

现代社会实在是太过便利了，就算我们待在家里一步都不出门，也能轻松地订购到食物，还能召开各种会议。

不过，偶尔我们也可以尝试一下"不花一分钱享受假期""用冰箱里现有的食材做一顿饭"，或者体验一下"没有电脑的日子""不去便利店和超市的日子"。不依赖金钱和现代便利工具来度过一天，说不定会有不一样的收获。

给自己制造一些困难情境，其实也是一种很好的**锻炼思考能力**的方式。

尝试模仿好的创意

当我们试图创造出"独一无二的原创成果"时，从模仿那些我们认为很棒的想法和行为开始，是非常有效的。

一提到模仿他人，很多人都会觉得不太好。

我们不妨换个角度来看待这件事，将其理解为**借鉴比自己更优秀的人的智慧**就可以了。

就拿摄影来说，要是你对拍照很有兴趣，不妨先留意观察身边的人都在使用何种摄影器材，他们是如何巧妙运用光线的，又是怎样精心设计画面构图的。之后，你便可以亲自尝试采用同样的方式去拍摄。在实践的过程中，一系列想法会自然而然地涌现出来，比如，"是不是还有进一步提升的空间呢？""究竟怎样才能把照片拍得更加出色呢？"

把模仿当作开启创意之旅的第一步，随后再融入自己的独特见解与方式，对其进行拓展与创新。如此一来，你便能逐步培育出属于自己的独创性，而非仅仅停留在"模仿"的层面。

探寻必要性

大脑中萌生的创意构想,恰似一颗亟待破土而出的种子,只要我们悉心浇灌、精心培育,它便会慢慢成长为独一无二、属于我们自己的作品。

在这段创意孕育的奇妙旅程中,我常常会做一件事,那就是"探寻必要性"。

以制作咖啡杯为例,如果"想做与以往造型不同的咖啡杯"。

首先,可以先试着在纸上写下"这样的造型究竟好不好呢?"

接着,从"为什么它要以这样的形状呈现呢?"这个问题入手,开始深入思考。

"究竟谁会钟情于这样的杯子呢?"

"又有谁会因为拥有这样一款咖啡杯而满心欢喜呢?"

"它适合在哪些场景下被使用呢?"

"当这款咖啡杯诞生之后,它将会给这个世界带来怎样的改变呢?"

……

全方位地去思索这款咖啡杯对于整个世界以及不同人群所具有的意义和作用。

在不断提出问题并努力探寻答案的过程中,将这些答案与最初的想法巧妙地**串联**起来,然后绘制成一幅初步的草图,并以此为基础,不断地向外拓展延伸。

为创意的种子提供从各个角度洒下的阳光,以及丰富多样的养分,它便会愈发彰显出独特的个性,茁壮成长起来。

只要合理,即便逆流也要坚持到底

他人的批评与恶意诽谤,有时反而能成为激发个体创造力的催化剂。

在群体环境中,少数派常常面临被攻击或排挤的境遇。但少数派群体中往往蕴含着诸多合理且极具前瞻性的见解,它们是事关未来发展的重要线索。

事实上，不少研究人员存在盲目跟风的现象。

在我三十多岁的时候，我曾心生疑惑："难道科学研究领域也存在着所谓的潮流吗？"

当群体偏见逐渐滋生蔓延时，即便某些研究方向在未来并无实际发展潜力，研究人员也会为了迎合当下的潮流而投身其中。

然而，这样的热潮即便能持续五年也不会超过十年。

一旦各种潜在问题逐渐暴露出来，研究人员便会如同提前约定好一般，迅速转移阵地，投身到下一个热门研究领域。

选择一条与众不同的道路前行，乍看之下你好像是那1%的异类，内心会感到十分孤独，但请坚信，时间终会证明一切。

尤其是在科学探索的道路上，**勇于突破常规、选择与众不同的研究方向**，恰恰是锤炼创造力的最佳途径。

> > > 专栏 < < <

左撇子不易罹患痴呆症？！

在人均寿命达到百岁的时代，痴呆症仿佛成为所有人都无法避免的生活课题。

从大脑的功能特性来看，左脑承担着将新记忆稳固存储于脑中的重任，而右脑则肩负着搜索记忆内容的职责[7]。

关于"惯用手会影响记忆力"的研究有很多。西恩萨伊等人[8]的研究报告指出，左撇子男性在**言语表达和认知能力方面**展现出了相对更出色的表现。究其原因，左撇子男性的胼胝体功能更为强大，这使得他们左、右脑之间的连接更加活跃、高效。

除此之外，该项研究还有另一项重要发现：左撇子女性在**视觉空间认知**方面的表现要优于右撇子女性。

这或许暗示着，女性在日常活动中更多地使用左手，能够在一定程度上推动右脑中负责理解功能的脑功能区得到更好的发展。

此外，普罗波等人[9]的研究还进一步揭示了那些能够灵活运用双手（左、右手皆擅用）的人，相较于单纯的右撇子，在**背单词以及回忆过往生活经历**等方面，展现出了更为突出的能力。

罗布林奇等人[10]围绕握力与情景记忆（与特定事件相关联的记忆）领域，深入探究了左、右撇子之间的潜在差异。研究结果显示，惯用手的类型并非造成记忆差异的关键因素，但握力的减弱却与记忆力的衰退存在一定关联。值得一提的是，握力的提升不仅可以通过针对性的手部肌肉锻炼来实现，还能借助前文提到的锻炼手部相关大脑功能区来加强。

> 通过锻炼握力并充分调动左、右脑的功能,有助于提升记忆力。
>
> 我们不妨从锻炼双手开始,为自己的记忆力加油助力吧!

"缓冲思考"超强

——多一个步骤让大脑变得更强

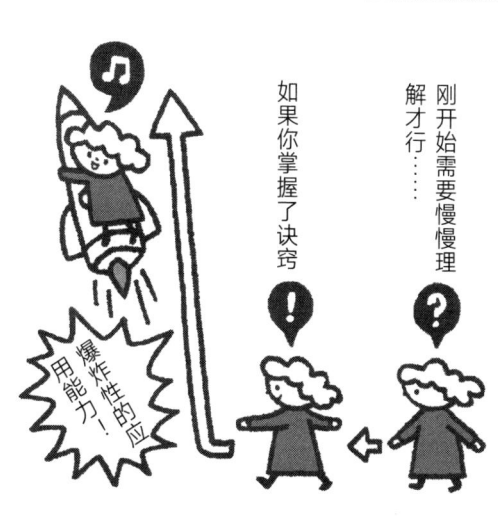

"缓冲思考"让大脑得到锻炼

左撇子特有的用脑模式赋予他们的第三个特质是"缓冲思考"能力强。

在我看来,这种"缓冲思考"能力堪称造就卓越左撇子的核心要素。

从本质上讲,左撇子的"缓冲思考"机制依托于左、右脑之间那根粗壮的神经纤维束——胼胝体,胼胝体让左、右脑间高频次的信息交互得以实现。

对于右撇子来说,其左脑使用比较多,右脑常常处于休眠状态。而在左撇子群体中,多数人能够同步激活左、右脑的协同运作。

那么,为什么左撇子相比右撇子来说,更倾向于同时使用双侧大脑呢?

关键原因在于,左撇子在使用左手的过程中激活了右脑的功能。与此同时，他们还需要通过左脑持续处理各类语言信息。这种**双脑协作模式**在当今社会已成为不可或缺的生存技能。

根据动作分别使用双手的左撇子

左撇子在这个以使用右手为主的社会中，除了本身会使用左手，在生活中使用右手的机会也比较多，同时刺激了双脑的发育发展。

尽管我曾刻意通过意志训练强化右手使用能力，但多数左撇子仍会基于动作特性自然切换左、右手。

例如在拧开瓶盖、操作螺丝刀或转动煤气开关时，大多数左撇子普遍习惯用右手发力；在向自动售货机投币或通过检票闸机时，右手的操作便利性更为显著；进行书写、使用智能手机等精细动作也通常依赖右手；而投掷球类等运动他们则更多依赖左手。

反观右撇子，他们几乎不会根据动作导向而使用左手。

这种差异使左撇子获得了更多**双脑协同激活**的机会：当双手交替执行不同任务时，胼胝体作为神经信号的高速通道，同步传递左、右脑信息，实现双脑同步唤醒。

这种持续性的双脑协同模式，显著提升了神经网络的整合效率。

而且，随着可用脑部功能区的扩大，左撇子惊人的"直觉"和"创造力"得以产生。

在下一页中，我用大脑的核磁共振成像对比了左、右撇子大脑理解系统功能区的横截面。黑色区域代表了大脑经过使用后得以成长的部分。

从这个角度来看，与右撇子相比，左撇子的左、右脑都得到了更大范围的开发。

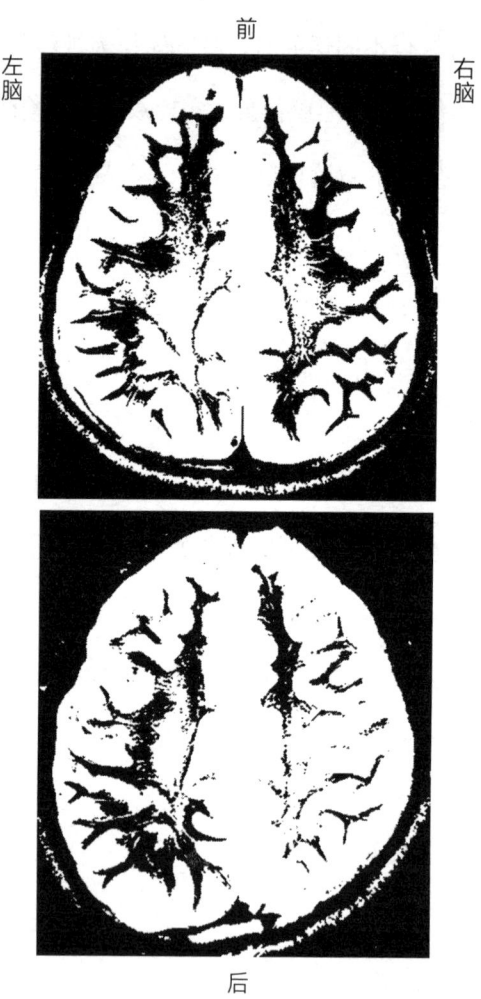

■ 左撇子（上）和右撇子（下）的 MRI 脑部树突图像

💡 日积月累地进行"缓冲思考"可以提升创造力

在日常生活中,我们所积累的经验会在大脑中逐渐构建起复杂多样的神经网络。

像行走、用筷子吃饭这类行为,我们无须刻意控制就能自然完成,这背后正是这些神经网络系统在发挥作用。

然而,如果我们总是依赖已有的自动化思维和行为模式,不尝试改变用脑方式,就很难产生新的创意和灵感。

而左撇子独特的"缓冲思考"机制,使得他们在思考时需要调动更多的神经回路。

这或许就是左撇子通常更具创造力的一个重要原因。

另外,人类的思考范畴往往局限于自身视野所及的范围。

所以,在审视事物时,不能仅仅局限于正面视角,而应开展全方位、多角度的探讨。唯有如此,我们的视野才会愈发开阔,创造力也会随之愈发充沛。

左撇子常常从不同角度剖析那些在"右撇子主导的社

会里被视为理所当然"的事情，思索自己如何能够达成同样的效果。在这个过程中，他们会同步调动左、右脑进行思考。

小学时上体育课打棒球，按规定得戴手套，可那时并没有专门为左撇子设计的手套，我只能硬着头皮用左手去套右手的手套。

这种特别的经历，右撇子们是很难体验到的。

还有练书法的时候，右撇子压根不会产生"自己的砚台摆在左边，觉得特别没面子"这类念头。

这些日常场景，其实都是右撇子主导社会的一个缩影。虽说没有明显的歧视意味，但右撇子们往往察觉不到。

有一位女性左撇子告诉我，她在学生时代曾因为记笔记时手会被蹭黑而感到过不方便。所以后来她为了不弄脏手，每次写字都在手和纸之间夹一张透明的垫板。

想必不少左撇子都有着类似经历，即便是这些生活里看似不起眼的小麻烦，他们也得费些心思去应对。

也正是在处理这些琐碎事情的过程中，左撇子在潜移默化间逐渐培养出容易萌生新奇想法的"大脑特质"。

另外，左撇子相对活跃的右脑，在认知事物方面有着独特优势，它更擅长从整体视角去把握事物，而非仅仅聚焦于局部。

当以一种**俯瞰**的姿态去审视事物时，我们往往能更敏锐地察觉到事物存在的不足。

通过不断地对这些不足进行弥补和完善，我们就有机会一步步创造出更趋近于理想状态的事物。

💡 慢半拍是因为在进行"缓冲思考"

左撇子特有的"缓冲思考"能力能够充分激活大脑的多个功能区。

但是，当他们试图将脑海中的信息和想法整理成语言表达出来的时候，往往会出现慢半拍的情况。

为什么不能用语言流畅地表达出来呢？用以下这样的比喻可能会更容易理解。

右脑就如同一个巨大的仓库，里面储存着各种各样的图像信息，但这些信息之间毫无关联，杂乱无章地堆放在一起。

比如，一周前品尝过的美味芝士蛋糕、今天散步时邂逅的绚丽朝阳等，这些信息都混乱地堆在右脑"仓库"里。

所以，右脑其实可以被形象地称为一个"信息杂乱堆放的仓库"。

达马西奥教授[11]的研究显示，左脑会先将信息分类，例如将"赤""青""绿"等词语归为"颜色"类，将"老鼠""猴子""狐狸"等词语归为"动物"类，然后再加以记忆。

左脑中的信息就像图书馆里的书一样被有条理地分类，再按照书名首字母的顺序被贴上标签并排列放在一起，以便在需要取用它们的时候，可以很快地找到。

所以，对于右撇子来说，在试图说出词语的时候，可以直接从被整理得井井有条的"左脑信息仓库"中，轻松地找到并说出想要的信息。

然而，对于大多数左撇子来说，他们必须先经过"杂乱无章的信息仓库"，然后再进入"井井有条的信息仓库"，因此总是要绕远路。

由于大脑在处理信息的过程中需要花费更多的时间，因此在表达输出时速度就会相对较慢，这也是左撇子在语言表达上通常比右撇子稍慢的主要原因。

令人遗憾的是，很多左撇子并没有意识到自己的"缓冲思维"所具有的独特优势，反而会因为自己在语言整理速度上不如右撇子而出现自卑情结。

大脑不分好坏

到目前为止，凭借在 MRI 领域的深厚造诣与丰富经验，我已成功运用这一先进技术为超过一万名患者诊断并治疗了各类脑部疾病。

基于加藤白金诊所多年积累的临床实践，我深刻体会到，许多人自认为"比别人笨"，并非因为其大脑结构存在缺陷，而是由于没有充分激活和运用大脑的某些功能区。

大脑在体积大小以及细胞数量方面，存在着极为明显的个体差异。

也就是说，很多左撇子自认为的"把话说清楚需要时间"，仅仅是因为他们使用左脑的时间相较于使用右脑的时间稍短一些罢了，而绝非因为大脑本身的结构有问题。

我并不认为左撇子的语言能力比右撇子的差。

事实上，科学研究已揭示，"胼胝体的发育程度与语言表达的流畅性之间存在着紧密的关系"[12]。

也就是说，如果左撇子能够持续运用其独特的大脑使用方式，充分开发胼胝体以及左右大脑的协同作用，那么其语言表达的流畅性是有可能得到显著提升的。

与小学、中学、高中时期相比，我如今在当众演讲或写作时，明显感觉轻松了许多。

第三章 "缓冲思考"超强——多一个步骤让大脑变得更强 · 125

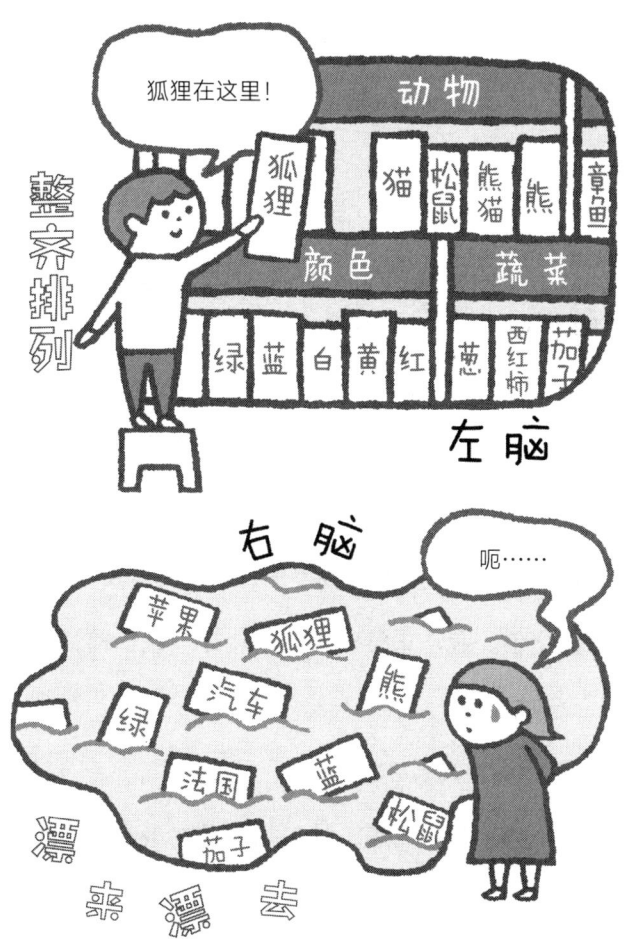

■ 右脑是"杂乱无章的信息仓库"

我建议左撇子们不要因为暂时"讲话不流利"而轻易放弃。相反,左撇子们应该通过持续进行"缓冲思考",来锻炼大脑,从而逐步提升语言表达能力。

"缓冲思考"的同时进行观察和推测会让事情更顺利

在我上大学的时候,一起参加志愿活动的学弟对我说了一句话,让我至今都无法忘怀。他说:"我无法像加藤学长你那样,先充分观察清楚周围的各种情况再发言。"

在此之前,我从未察觉到自己在开口说话前,竟会有这样一个观察周围环境的习惯。

原来,我在进行"缓冲思考"的过程中,会不自觉地、极为细致地审视周遭环境,这一切都是在潜意识中悄然完成的。

我养成**在开口说话之前仔细观察周围环境**的习惯,可能是受到小时候生活环境的影响。

我小时候和祖父住在一起。祖父患有轻度口吃，交谈时偶尔会出现吐字模糊、话语中断或是难以顺畅表达的情况。每当这时，我都会安静地守在一旁，全神贯注地留意他的神情、动作，试图从这些细微之处捕捉他的想法，揣摩他真正想要表达的内容。

一旦心中有了大致的预判，觉得"这大概就是祖父想说的"，我便会**提前**在脑海中组织好语言，思考自己该如何回应。

这种幼时养成的观察与揣摩他人心思的习惯，在我后来从事医疗相关工作时，带来了极大的帮助。

尽管我曾一度认为自己并不擅长讲话，在语言表达上常常会陷入混乱，难以组织好流畅的语句，但我依然强烈推荐在与他人沟通时，适当运用**观察**和**推测**的技巧。这不仅能够让我们更好地理解对方的意图，还能让沟通变得更加顺畅、高效，避免因信息传递不畅而产生误解和矛盾。

比如，假设你身处销售岗位，且与 A、B 两位同事同属一个部门。当你留意到 A 和 B 的业绩均十分亮眼时，不妨对他们展开一番观察。

经过观察，你发现：A 在跟进客户方面有着独到之处，总能紧抓客户动态，持续推动合作进展；而 B 则擅长借助传递产品之外的信息，如行业趋势、使用案例等，来与客户建立深厚的信任关系。

这样一来，当每周例会讨论到"为什么大家业绩不如 A 和 B""如果要提升各自的业绩，应该借鉴 A 和 B 的哪些经验"等问题时，你就可以预先准备好答案了。

观察与推测并非仅适用于会议这类正式场合，在日常工作、与客户的交流互动等各类场景中，都能发挥重要作用。

当然，我们也必须认识到，观察可能存在偏差，预测也可能出现失误。然而，只要坚持不懈地进行观察与推测，不断总结归纳，精准判断出不同的人在不同情境下会做出怎样的反应，那么在需要表达自己的观点和想法时，必然会比毫无准备时更加从容自信、条理清晰。

多一步，锻炼大脑的"瞬间反应能力"

倘若要说"缓冲思考"存在什么不足之处，那就是多了一个步骤，或许会让我们在处理事情时稍微多花点时间。

因此，左撇子往往会因为"大脑的瞬间反应能力不足"而感到烦恼。

不过，我们可以通过强化视觉系统功能区的训练，来提升大脑的瞬间反应能力。

在我看来，人类大脑的瞬间反应能力主要有两种类型。

第一种是"耳朵接收到声音后能迅速做出反应的能力"，就好比听到指令后立刻执行任务；第二种是"通过眼睛观察周围状况后马上采取行动的能力"，比如看到危险信号便迅速躲避。

在日常的语言交流场景中，倘若没有完整听完对方的话语，我们就难以全面理解对方想要传达的意思，自然也就无法及时做出恰当的反应。

然而，对于眼睛所看到的事物，我们却能够迅速做出反应。所以，加强对视觉系统功能区的锻炼，能够有效提升大脑的瞬间反应能力。

重点是要有意识地仔细观察

具体而言，关键在于无论何时何地，都要有意识、有目的地去仔细观察。

就拿观察他人来说，要仔细观察对方脸上细微的神色变化，思考"为什么他今天看起来脸色阴沉"。这一过程能够有效地锻炼视觉系统功能区与思考系统功能区之间的神经回路，让大脑的这两个区域更加协同高效。

我们在倾听他人交谈时，一边全神贯注地倾听话语内容，一边仔细观察说话人的表情和举止。这种多感官的协同运作，能够显著增强视觉系统与听觉系统之间的联系，使大脑在处理信息时更加全面、准确。

在散步途中，倘若我们看到美丽的景色或可爱的动物，内心深受触动，内心变得柔软，那么这将是对视觉系统功能区和情感系统功能区的一次绝佳锻炼，让大脑在感受美好与表达情感之间建立起更加紧密的连接。

拿起智能手机，捕捉那美丽的夕阳，这一简单的动作不仅能够记录下美好的瞬间，更能够同时激活视觉系统功能区和运动系统功能区，让大脑在观察与操作之间实现流畅的转换。

走在街上，看到一只可爱的小狗，脑海中不禁浮现出自己曾经养过的宠物。这一刻，视觉系统功能区和记忆系统功能区便如同被唤醒的精灵，开始活跃起来，共同编织着美好的回忆。

此外，在购物归来的路上，我们不妨走进那些总是排着长队的商店，仔细观察其中的种种细节。若是在这个过程中，我们能够产生新的想法和感悟，那么视觉系统功能区与理解系统功能区之间的联系便会变得更加紧密，大脑在处理信息时的深度和广度也会得到进一步提升。

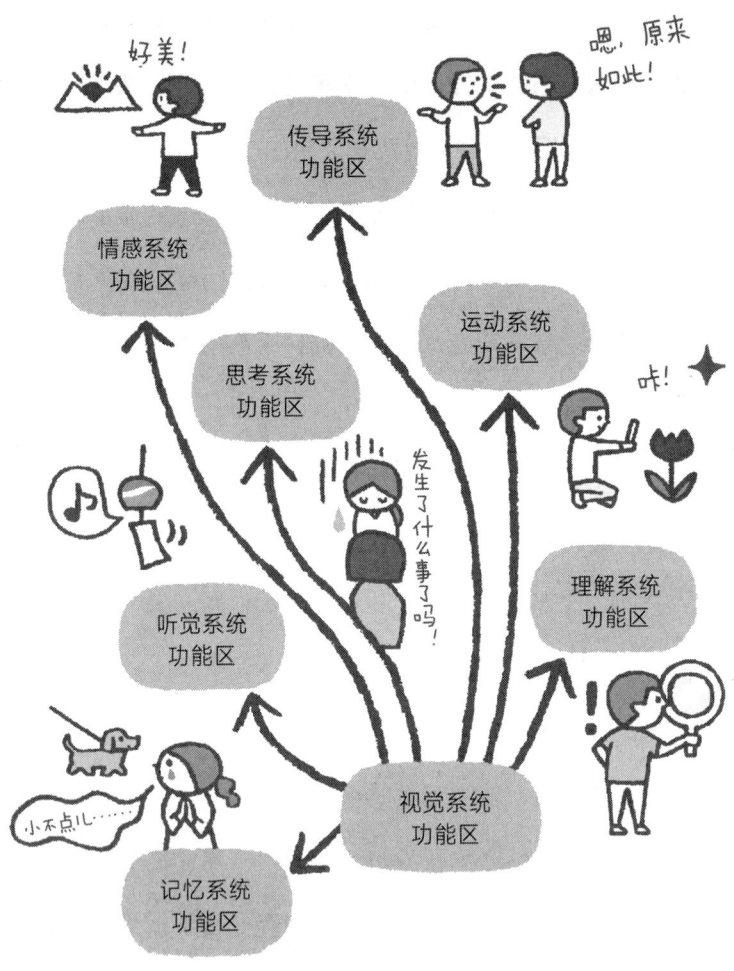

■ 构筑思维网络,提升大脑的瞬间反应能力

这样，通过不断地**将视觉系统功能区与其他七大脑功能区进行连接和互动**，大脑区域之间的联系便会变得更加顺畅。随着时间的推移，一个坚实稳固的思维网络便会在大脑中逐渐形成。在这个网络的支撑下，我们处理相同事情的速度会越来越快，大脑的瞬间反应能力也会变得更加敏锐、高效。

左撇子儿童的培养方法

那些尚未察觉到自身处于"缓冲思考"状态的左撇子，往往在诸多方面容易滋生自卑情结。

尤其对于左撇子儿童而言，身边的人或许毫无缘由地仅凭表象就认定他们"反应总比别人慢半拍"。这种外界的误解与偏见，极有可能让孩子陷入自卑。

实际上，左撇子儿童的大脑处于更为活跃的状态，在使用更多的脑回路来处理信息。因此，真心希望他们的父母能够以足够的耐心去观察孩子的一举一动，用心守护他们的成长。

针对左撇子儿童，让他们**进行反复的观察与模仿**，能够有效刺激其视觉系统功能区的发育，进而显著提升他们的各项能力。

在学习基本技能方面，**阅读和书写**对于经过观察模仿训练的他们来说，自然能够轻松驾驭。在**画画**的时候，也应引导他们先仔细地临摹范本，让孩子观察范本的线条、色彩、构图等细节，再让他们依照所看到的进行练习。

这种观察模仿的学习方式并不局限于课堂学习。在课余生活中，孩子们玩翻绳、悠悠球、过家家等**游戏**时，同样可以进行观察模仿。

模仿自己喜欢的歌手唱歌也是一件充满乐趣的事情。孩子们可以仔细观察歌手的演唱姿势、表情、发声方式等，然后努力模仿。在这个过程中，孩子们不仅能提升**音乐素养**，还能增强自信心。

和家人一起**做家务**，打扫房间或做饭，也是观察模仿的好机会。

在**运动**方面，像剑道、柔道等运动项目，都可以从模仿动作开始。让孩子先观察教练或高手的动作示范，感受动作的力度、节奏和连贯性，然后尝试模仿练习。

通过这样全方位地观察和模仿，信息能够从视觉系统顺畅地传递到大脑的其他七个功能区，使大脑网络得到进一步的发展和完善。

如此一来，孩子的学习能力将得到有效提高。他们能够更加敏锐地感知周围的事物，更快速地理解和掌握新知识，在面对各种学习任务时，也能更加自信从容地应对。

左撇子儿童适合发展哪些兴趣爱好？

左撇子儿童在着手练习书写时，即便以惯用的左手执笔，也常会面临精准控制笔尖移动的问题。由于在书写过程中容易紧张，他们的动作处理速度会明显滞后，**若强行切换为右手书写，速度往往会更慢。**

在体育运动中也是如此。在柔道的对打练习中，当右撇子选手和左撇子选手展开对打练习时，双方都需要去适应对手的特殊攻击角度与节奏。这往往使双方的技术发挥大打折扣，动作的流畅性与精准度都受到限制。

左撇子在小时候，很难察觉到"缓冲思维"对大脑发育的潜在益处。这使得他们在做事情时，容易陷入极端情绪，要么全力以赴做到极致，要么因挫败感而选择放弃。长此以往，注意力难以集中便成为他们面临的又一难题。

在这里，我建议家长们可以为孩子培养一些需要**双手配合**的才艺，比如钢琴或笛子等。这些才艺不仅能够锻炼孩子的协调能力，还能让他们在学习过程中逐渐适应双手的协同合作。孩子和周围的人也不会注意到左撇子与右撇子之间有多大差异了。

从一开始就需要双手协同完成的任务，能够避免孩子因为无法顺利使用右手而产生抵触情绪，从而帮助他们在成长过程中更加自信地发展自己的独特优势。

锻炼右脑的脑部训练法

整理房间

左撇子通常习惯于进行"缓冲思考",这种独特的思维方式能够同时刺激左右大脑的协同运作。然而,如果能够更加积极地锻炼右脑,便可以激活那些尚未完全发育或未被充分利用的脑细胞,从而进一步提升成为"超级左撇子"的可能性。

实际上,任何人都可以通过一些简单而日常的方式,比如整理房间,来锻炼右脑,并且这种方法往往能取得意想不到的效果。整理房间的过程需要充分运用右脑的**空间认知能力**。你需要思考物品摆放在哪里会显得更整洁、更美观,或者如何摆放才能更方便日常使用。在这个过程中,边思考边整理,右脑就会被充分调动起来,从而得到有效的锻炼。

凌乱的房间和桌面周围的状态会在无意识中传递到大脑的视觉系统功能区。大量的图像和画面涌入大脑,会导致大脑疲劳。因此，整理房间不仅可以锻炼右脑，还能减轻右脑的负担，让大脑保持更加清醒和高效的状态。

用影像回顾当天发生的事

在当今时代，现代人右脑的记忆系统功能区似乎正面临着加速退化的风险。互联网和智能手机的广泛普及，让人们逐渐习惯了"现用现查"的生活方式。只要轻点屏幕，海量信息便触手可及，这使得人们不再像过去那样努力去记忆各种细节。这种对电子设备的**过度依赖**，无疑是导致右脑记忆系统功能区退化的关键因素。

我们常常能够记住一些简单的语言信息，比如"那时，那个人是这样说的"或者"社长的演讲中有这样的台词"，但很少有人能够凭借右脑的记忆系统功能区，清晰地回忆起说话者的表情、其声音的抑扬顿挫，甚至是对方佩戴的饰物等细节。这些生动而具体的细节，往往在信息洪流的冲击下被轻易遗忘。

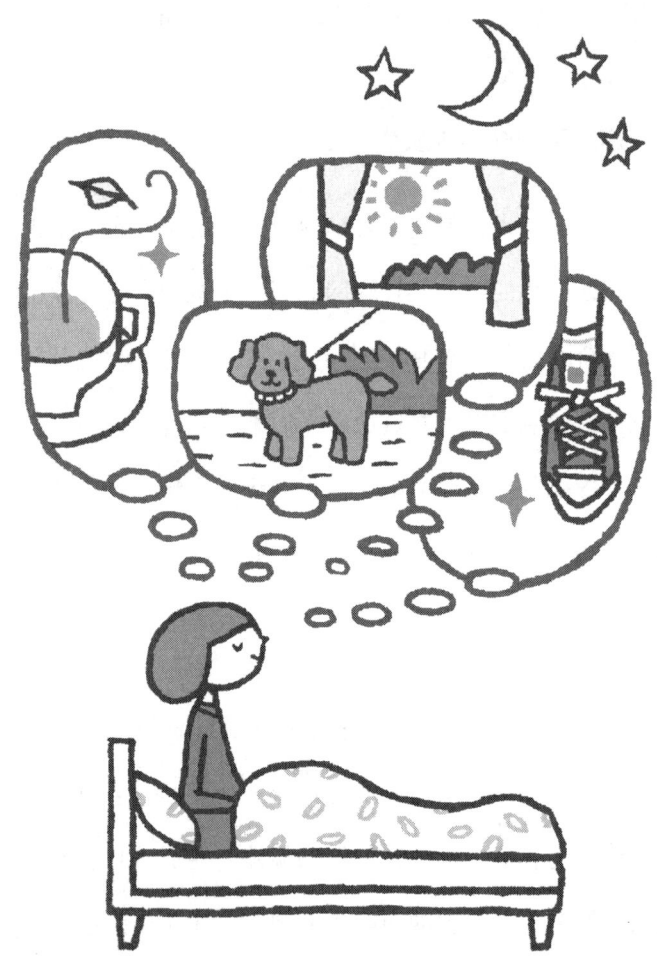

■ 通过影像回顾记忆,激活右脑

为了重新激活右脑的记忆系统功能区，我们可以尝试一个简单而有效的方法：在一天快结束时，花上短短3分钟的时间，回顾这一天发生的事情。

比如，早上起床时拉开窗帘，那耀眼的阳光洒在脸上，给你带来一天的好心情；走在去车站的路上，遇到一只小狗，它那可爱的模样让你忍不住驻足逗弄；休息时间，你喝了一杯颜色鲜艳的香草茶，那独特的香气和味道至今仍萦绕在心头；还有朋友戴的那副时髦太阳镜，独特的形状让你印象深刻。通过这些具体的场景回忆，我们可以不依赖外部记忆装置，重新激活右脑。

在散步时寻找"美丽的事物"

无论是在上班途中步行前往车站，还是去购物，又或是闲暇时散步，都可以尝试给自己设定一些有趣的观察任务，比如"找找看有没有红色的东西""看看有没有正在盛开的黄色花朵"等。你会发现，一旦你决定去寻找这些特定的事物，它们就会一个接一个地出现在你的视野中。

这种有目的的观察，加上仔细的搜寻，会使右脑的视觉系统功能区变得异常活跃。当视觉系统功能区捕捉到信息，比如"原来这里有块红色的招牌"时，理解系统功能区也会随之被激活，并通过"好美的花！"这样的感叹与情感系统功能区相连。这样一来，就强化了一条从视觉系统功能区到理解系统功能区，再到情感系统功能区的连接路径，从而提升了"缓冲思考"的速度。

在现代社会，许多人常常只盯着手机屏幕或电脑显示器，视野被局限在很小的范围内。然而，当我们试图寻找某物时，视野不应仅局限于正前方，还应扩展到左右两侧甚至稍高的位置。保持开阔的视野与拥有灵活的思考方式密切相关。对于左撇子来说，如果能够从多角度看待并思考事物，就能很好地锻炼自己的创造力，进一步发挥其独特的优势。

寻找适合自己的穿搭风格

随着年龄的增长，许多人会不自觉地倾向于选择"风格单一"或"轻松舒适"的穿衣风格。有些人则会依赖自己常穿的品牌，将所有衣物都搭配在一起。

近年来，还有很多人会选择直接模仿服装店店员或网络博主的穿搭风格。然而，为了找到真正适合自己的独特风格，我们有时需要客观地审视镜中的自己，思考整体的协调感以及自己想要呈现的形象，从而充分激发右脑的活力。

例如，我们可以根据一些具体的主题来选择穿搭单品，比如"今天想穿白色"，或者"因为要和客户见面，所以选择一种能让人产生信赖感的形象"。通过这种方式，不仅可以激活大脑的视觉系统功能区，还能激活思考系统功能区的相关区域，为右脑建立起新的神经网络。

观察天空判断天气

如今，我们已经身处一个可以通过互联网实时查看雨云状况和天气动向的时代。

然而，仅仅满足于所接收到的信息，是无法真正激活右脑的。

哪怕每天一次也好，请走出家门，抬头看看天空吧。

在第一章中，我提到过我们可以在床上预测天气。

但在这一章节里，我建议大家通过观察天空和天空中的云朵，以及太阳光的强弱来进行判断。

通过持续不断地练习，经验会逐步积累。在这个过程中，大脑的视觉系统会得到充分的锻炼，而理解系统功能区和记忆系统功能区的神经区域也会随之得到强化。

然后，我们可以试着尝试推测一下，比如"因为有像棉花糖一样的积云，所以可能会下雷阵雨""因为夕阳不太看得见，所以明天可能是阴天"等。

不仅要用眼睛所看到的情况来推测，也可以尝试灵活运用五感来感受一下，比如"因为风很潮湿，所以天气可能会变坏""因为青蛙在叫，所以可能会下雨"等。

这样不仅可以锻炼整个右脑，还可以强化"观察"和"预测"的网络连接。

只要培养出"观察天气的能力"，即使不依赖天气预

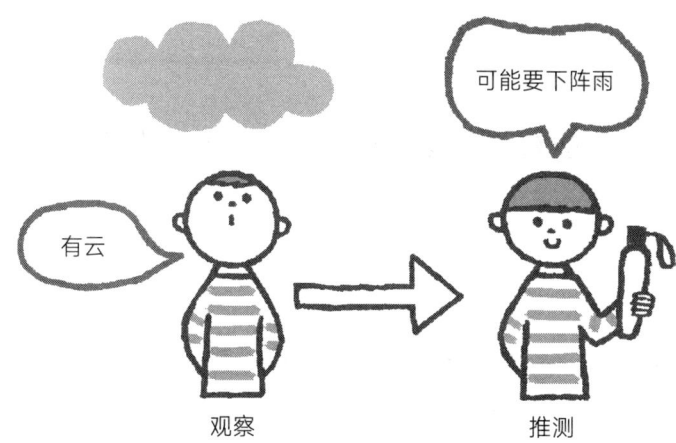

■ 强化观察和推测的思维网络

报,也能做出诸如"今天不需要带伞""如果雨一直下,河水就会泛滥"这些能保护自身安全的判断。

通过用自己的眼睛观察,用自己的感觉体验,让自己的行动变得有据可依,这样就不会被社会上泛滥的各种信息干扰,而是专注于直觉,并作出对自己来说最好的决定。

> > > 专栏 < < <

把孩子培养成右撇子会更好吗?

不少左撇子儿童的家长常向我咨询:"是否有必要引导孩子尽量多用右手?"

我的看法是:"**没有必要刻意强制孩子改变用手习惯。**"

我自己从 4 岁开始就用右手写字,但这只是出于我个人的选择。我的二儿子也是左撇子,我没有对他进行任何干预。

我妹妹的大儿子同样是左撇子,他一直保持着这种习惯,并且长大后也成了一名医生。

实际上,通过增加左撇子儿童使用右手的频率,能够提升他们"缓冲思考"的能力,并同步促进其左、右脑的协同发展。因此,我会建议自己的左撇子孩子适当多用右手。

对于左撇子儿童而言，积极引导其使用右手存在一个较为适宜的起始时机，大致在十岁，也就是小学四年级之后。

儿童的大脑发育遵循先右脑后左脑的顺序，且左、右脑的发育平衡通常在十岁后逐步达成。若过早纠正孩子的左撇子行为，可能导致其大脑因建立新的神经通路而出现紊乱。我本人便有过类似经历，幼时曾出现方向感混淆以及口吃的情况。

因此，我们需先了解大脑的基本构造，再通过让孩子使用右手来刺激左脑的发育。

此外，孩子学习外语的年龄也应依据大脑的结构发育特点进行规划。建议在孩子打好母语基础后（约十岁）再接触外语，这样有助于他们更深入地理解语言规律，从而培养真正的双语能力。

第四章

成为"最强左撇子"

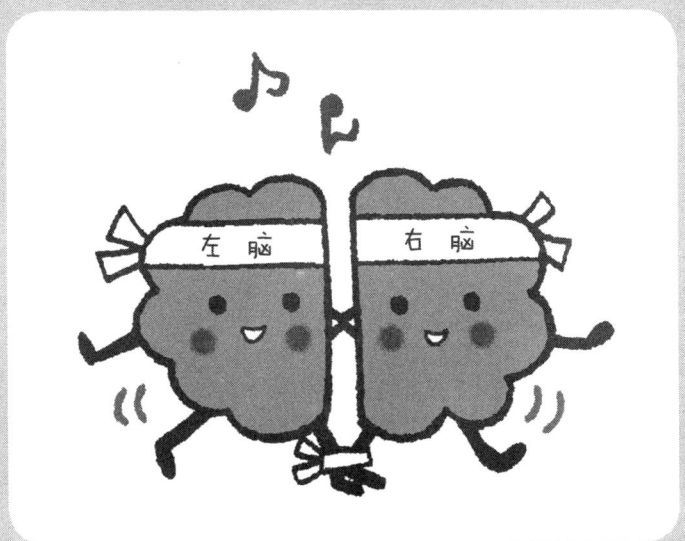

多用左脑能够改善语言障碍

即便置身于"右撇子占据主导的社会"之中,左撇子就算在右手运用上不够得心应手,也依旧能够从容自在地生活。

倘若能够深度挖掘并充分利用左撇子自身所具备的独特潜能,那么左撇子也完全有可能绽放出超凡的光彩。

而实现这一目标的关键所在,便是**强化对左脑的锻炼**。

正是通过长期且有针对性的左脑训练,我才得以将自身能力充分地发挥出来。因此,在本书的终章,我满怀热忱地希望将这一点分享给每一位左撇子朋友。

如今的我,凭借着不懈努力与坚持,已成功出版了百余部著作和论文,还时常受邀进行各类演讲活动。然而,鲜为人知的是,小时候的我却有阅读困难,存在语言障碍。

阅读看起来是一件简单的事情,但在大脑中却经历了难以想象的复杂过程。

首先,左脑的视觉系统功能区会对文字进行精准追踪,将一个个独立的字符巧妙组合，随后经由听觉系统功能区提取信息，在脑海中转化为声音信号，再经过左脑记忆系统功能区的整合，与已存储的词汇库相互关联，最终才能让我们理解文章所传达的意义。

我儿时在听觉系统的信息处理环节存在障碍，难以让词语在大脑中清晰发音，因此阅读语文教科书时总是磕磕绊绊，无法流畅进行。

也就是说，相较于顺畅表达，当时我内在的语言能力尚处于发育阶段，未能完全成熟。

4岁的时候，因不堪忍受"右手总是不听使唤"的困扰，我开始刻意用右手练习书写，在日复一日的坚持中，逐渐让自己能够熟练运用右手。

现在回想起来，正是因为当年一直有意识地使用右手来刺激活化左脑，我才能在语文和英语成绩很糟糕的情况下通过医学考试，成为脑内科医生。如今，我能够运用所学，为患者解除病痛，让他们重新绽放笑容，离不开当年

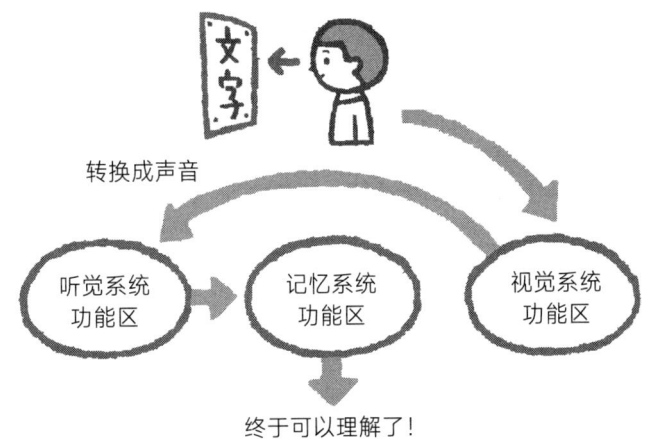

■ 阅读文字的大脑

的那份坚持。

想必,即便没有像我这样存在明显的语言障碍,许多左撇子也常常会因为"找不到合适的词语来表达"而感到苦恼。为了解决这一烦恼、充分挖掘大脑的潜力,锻炼左脑半球无疑是一种极为有效的方法。

对比左手和右手能做的事

我认为左撇子应该更积极地尝试使用右手。

其中一个主要原因就是，使用右手可以有效刺激左脑，促进左脑的发育和功能提升，从而增强整体的认知能力。

另一个主要原因是，通过使用右手，左撇子可以获得"对比后再加以思考"所需的信息。

当左撇子用右手完成某项任务时，他们可以直观地比较左、右手在做"某事"时"可以做到什么程度"。

这种对比不仅能够帮助他们更好地了解自己的身体协调性和技能水平，还能让他们更深入地思考一件事能或不能做到某种程度的原因。这种对比和思考，可以显著提升自身的思考能力。

因此，养成先对比整理具体信息再思考的习惯，能够指导人们采取有事实依据的行动。这不仅有助于提高决策的准确性，还能增强自信心和适应能力。

换句话说，通过这种方式，我们有可能构建出一种能够在任何情况下都做出正确判断的脑部机制，从而更好地应对生活中的各种挑战。

这里需要特别强调的是，我们不能将"自己的右手"能做的事与"右撇子的右手"能做的事情进行比较，不然就会像是拿自己的击球水平和职业棒球选手的相比，无论如何都难以望其项背，只会徒增心理负担。

我们真正需要比较的是自己的左手和右手分别能做些什么，然后逐步增加右手能够完成的事情。 通过这种方式，我们可以更客观地评估自己的进步，而不是被他人的标准所束缚。

我一直以来都是通过比较自己双手的能力，同时增加右手的使用频率来锻炼左脑的。在这个过程中，我也会偶尔将自己左手的能力与右撇子右手的能力进行比较，然后思考"在这个方面可能不如别人，该怎么办呢？"。这种比较并不是为了自我否定，而是为了找到提升的方向。

此外，当我的左手能力与拿来比较的右撇子的右手能力相当时，我也会给自己一些积极的心理暗示，比如"我右手也可以做好这件事，所以算我赢吧"。这种乐观的心态不仅能够激励我不断前进，还能让我在面对挑战时保持信心和动力。

💡 越是受限制，人的能力越能得到提升

有一项实验研究结果更让我坚信"左撇子蕴藏着巨大的潜力"。

这项实验便是前文所提及的利用核磁共振成像技术来分析收听广播节目与大脑发育之间的关系。

在实验中，受试者每天连续收听两个小时以上的广播，然后在一个月后比较实验前后的大脑状态。[13]

通常情况下，我们在听别人说话时，大脑会经历一系列复杂的处理过程：首先在听觉系统功能区识别单词，接着在理解系统功能区解读其含义，再由思考系统功能区做

出判断，最后通过传导系统功能区和运动系统进行表达或采取行动。

接收言语，可以刺激左脑的听觉系统功能区，从而激活理解系统功能区、情感系统功能区等其他脑功能区。

我曾推测，养成听收音机的习惯后，左脑的听觉系统功能区会更加发达，与之相关的理解系统功能区、传递系统功能区等也会被激活。

然而，实验结果显示，几乎所有持续收听广播的人，其右脑的记忆系统功能区**都**得到了显著发展，这完全出乎我们的意料。

为什么仅仅是收听从收音机中流出的言语，右脑的记忆系统功能区就会被激活呢？

这是因为**右脑的记忆系统功能区与图像记忆密切相关**。

也就是说，当人们听广播时，右脑的记忆系统功能区被激活，各种各样的图像会随之浮现。这些图像不仅补充了语言表达的不足，还让人们在聆听过程中感受到乐趣。

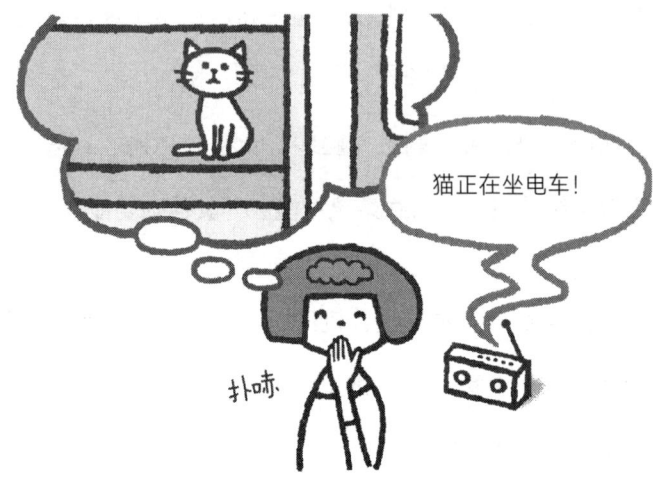

■ 有限制的环境更能提升能力

因此,我不禁思考,就像听收音机一样,当输入大脑的信息源仅限于语言时,人类的大脑似乎很乐意**自动补充**那些缺失的部分。

这种现象表明,限制越多的环境,反而越能激发出人的创造力,让人发挥出更强的能力。

在以右撇子为主的社会中,左撇子常常会遇到一些因为不是右撇子而难以做到的事情。然而，正是这些挑战促使他们不断思考，寻找更接近理想形式的解决方法。

在这个过程中，左撇子的能力在不知不觉中得到了增强。因此，我相信只要静待时机，他们就能更好地发挥自己的独特优势。

引领时代的超人气艺术家都能运用双脑

冈本太郎设计的"太阳塔"是1970年大阪世博会的标志性建筑。即使过了五十多年，如今人们依然能感受到其强大的能量。它堪称一件跨越人类过去、现在和未来的伟大作品。

毕加索的绘画、莫扎特的钢琴协奏曲等艺术瑰宝，同样跨越了时间与地域的界限，持续散发着独特的魅力，深受全球人民的喜爱。

这引发了我的思考：这些杰出的艺术家是否有着相似的用脑方式呢？

艺术中一定蕴含着某种信息。

"想传达某种思想"的热情，正是右脑的职责。而将这种热情转化为具体形态的，则是左脑。也就是说，**充分运用左、右脑，表现的精度会得到显著提升**。

以制作碗和壶为例，在烧制过程中，哪怕只是土的配比或烧制温度的微小差异，都会对成品效果产生重大影响。

为了打造出理想的形态，不断尝试是必不可少的。这一过程不仅需要右脑的热情驱动，去激发创造力和直觉，也需要左脑的冷静分析，去剖析失败的原因，并据此加以改进。

那些经受住时间考验仍被人们所喜爱的作品，即便岁月在其身上留下痕迹，也不会失去其本质和精髓。

正是这种对本质的精准把握，才使得它们能够跨越时代和国家，被无数人传承下去。

而**掌握本质**这一关键能力，正是右脑的强项。

右脑能够凭借直觉洞察事物的核心。

左撇子通过常用左手,自然而然地培养了右脑的这种能力。

此外,如果能更充分地利用左脑,注重细节,我们就能制作出更加完美的作品。

💡 左撇子和右撇子分工合作创造美好事物

每次遇到和自己一样的左撇子,我都会有一种仿佛和儿时挚友重逢的亲切感。

这种感觉让我相信,许多左撇子在遇到同类时,也会由衷地感到开心。

我们同为左撇子,能够从对方的只言片语中迅速勾勒出情境,所以即使没有过多的语言交流,也能心领神会,彼此理解。

"那样做真有趣啊。"

"我懂,就是那样的。"

"那个,真不错。"

当然，左撇子们聊得热火朝天时，右撇子可能会感到一头雾水，这种情况也时有发生。

进入社会后，类似在会议上被要求发言的场合会越来越多，那时很难仅用一两句话就讲清楚。

我建议左撇子可以在日常生活中**有意识地观察并模仿**右撇子的说话方式，以此来不断训练和提升自己的语言表达能力。

此外，如果左、右撇子之间能够互相协作，利用彼此的长处，就能创造出一个让双方都充分发挥才能的环境。

左撇子活跃的右脑中，各种各样的信息杂乱无章地堆积着。

与左脑不同，右脑中的信息并不是有序排列的，而是像漂浮的碎片一样，在不相连的情况下四处浮动。

因此，左撇子能够很轻易地从头脑中提取出各种信息。

也就是说，左撇子擅长出主意和进行头脑风暴。

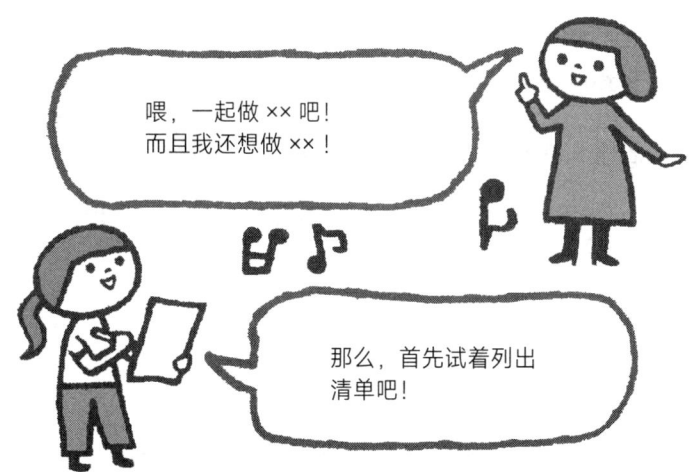

■ 分工合作孕育杰作

然而，当一群左撇子聚集在一起时，他们很容易陷入"接下来具体该怎么做"的困境。

虽然他们能够轻松地提出各种创意和想法，但在将这些想法转化为具体行动时，往往会感到迷茫，导致行动力减弱。因此，他们特别需要擅长将想法具体化的右撇子们的帮助。

通过左撇子和右撇子的分工合作，**左撇子可以充分发挥其独特的创意和灵感，而右撇子则可以凭借其出色的逻辑思维和执行力，将这些创意转化为实际可行的方案**。这种合作不仅能多多实现左撇子的独特想法，还能让右撇子获得全新的视角和创意。

💡 左撇子不是少数派，而是注定不凡者

如果左撇子认为惯用左手会阻碍自己过上幸福充实的人生，那这无疑是一种自我否定的心态。

与右撇子相比，左撇子可能会因为无法用语言流畅地表达自己，而觉得自己"反应迟钝"；也可能会因为难以将想法付诸实践，而觉得自己"缺乏行动力"。这些感受很容易让他们产生自卑感，进而自我贬低。

然而，如果能够转变这种思维方式，左撇子完全可以成为"十人里只有一个的不凡者"，而不是"右撇子社会中十分之一的少数派"。

只要不低估自己的能力，积极锻炼左脑，左撇子就能充分挖掘自身的潜力，成为真正的"超强左撇子"。

我也有过类似的烦恼。左撇子的困扰往往更容易在感性层面表现出来。

比如，左撇子有时会感到"不知道自己想做什么"或"感觉自己总是被不公平对待"。如果对这些烦恼置之不理，那些原本清晰的感受也会逐渐变得模糊不清。

在过去几十年里，每当我遇到让我在意的事情，我都会特意用语言将它们表达出来，并记在笔记本上。

当遇到让我感到不安的事情时，我会把它写下来，并在心里问自己："为什么会有这种感觉呢？"通过这种方式，我常常能得到一些答案，比如"因为以前有过类似的场景"或"今天身体状态不好，所以更容易接收消极的东西"。

这样一来，解决问题的方法就会自然而然地浮现出来，比如"不要重复同样的事情"或"今天好好睡一觉，明天再考虑"。

在当今这个瞬息万变的时代，左撇子的想象力和创造力显得尤为重要。

右撇子主要依赖的左脑是"直线思维"模式，擅长语言、计算和逻辑分析。这种思维模式虽然高效，但也容易受限于以往的经验，难以产生与之不同的新想法。

相比之下，右脑则是"平行思维"模式，各种信息以相同的形式在大脑中漂浮。通过自由地排列组合这些信息，可以孕育出许多新奇的构思。

换句话说，在陷入困难的危急时刻，左撇子往往能够凭借这种独特的思维模式，产生打破僵局的新想法。

激活左脑的脑部训练法

每天列出待办事项清单

将突发奇想转化为语言,是锻炼左脑的重要习惯。

不妨从每天开始做起,试着制作一个待办事项清单。

起床并整理好一切后,将当天需要完成的事情逐一列出,并按照时间顺序进行排序。

给自己设定一个"10分钟"的时间限制来完成这个清单,并确保在规定时间内完成。

根据前一天的进度和当天的实际情况,思考需要做的事情,以及执行前需要做的准备,然后按照重要性排序并用语言归纳总结出来。

这一过程能够有效激活左脑的思考系统功能区。

如果可能的话,最好将待办事项清单写在笔记本的格子里或固定大小的纸上。

在一定的限制下,有条理地整理语言,可以更好地激活左脑的思考系统功能区。

写日记

在早晨起床后制作待办事项清单的同时，也可以试着在睡前写日记。

写日记时，关键在于使用纸笔，而不是电脑或手机的记事本。

通过手部动作带动笔的移动，可以激活大脑的运动系统功能区和视觉系统功能区。

在日记中记录当天的待办事项清单、发生的事件、对这些事件的感受，以及从明天开始想做的事情等，想到什么就写什么。

通过回忆这一天发生的事情，可以刺激大脑的记忆系统功能区。

在第二天写日记之前，先读一遍前一天写的内容。这时，你可能会有"总是在写同样的事情啊"或"不知道自己想说什么"等客观的反思。

每天花三分钟阅读自己写的内容，思考怎样才能写得更简单易懂。这不仅能帮助你找到更好的表达方式和叙事顺序，还能锻炼你的思维能力。

此外，在反复阅读日记时，如果突然想把某些新知识或有趣的体验"分享给他人"，不妨思考一下"如果要告诉别人，该怎么概括好呢"，然后试着写下来。

这个小小的举动可以同时刺激左脑的多个功能区，如理解系统功能区和传导系统功能区等。

途中不妨听听广播

在通勤或前往某个地方的途中，不要总是沉迷于手机上的社交软件或动画，偶尔也可以尝试听听广播。

无论你在手机上阅读了多少文字或观看了多少动画，大脑都很难将其转化为"经验"。

因为从手机上获得的信息大多是被动接受的，对大脑的刺激非常有限。

此外，如果一直低头盯着手机，眼球不动，视野就会变窄。

在这种状态下，对视觉系统功能区的刺激也是有限的，大脑几乎不会被激活。

实验已经证明，收听广播节目时，仅通过耳朵接收语言信息并加以理解，不仅可以激活听觉系统功能区和理解系统功能区，还会激活记忆系统功能区。

通过持续收听广播，可以使左脑的多个功能区得到显著的成长。

出于想挑战一下广播节目的想法，我从2021年5月开始在Inter FM897开设了一档属于自己的节目。希望各位读者也能来听听我的"大脑激活无线电——加藤医生的脑科学校"，一起强化大脑。

用博客或社交媒体发表意见

如果你已经习惯了写待办事项清单或日记，那么尝试用博客或社交媒体来发布自己的想法吧，它对锻炼左脑也非常有效。

你可以分享个人兴趣、工作方法，或者任何你感兴趣的内容。因为当你对某个主题充满热情时，坚持下去会变得更加容易。

当你明确自己想要表达的内容，并努力将其传达给不特定的多数人时，左脑的思考系统功能区和传导系统功能区都会全速运转起来。

随着左脑思考系统功能区不断被锻炼，你对事物的思考能力、决策能力以及制订计划的能力都会得到显著提升。

这样一来，"难以做决定""无法同时处理两件以上的事情""被应该做的事情追赶而感到疲惫"等状态就会逐渐得到改善。

此外，通过激活传导系统功能区，你也会慢慢解决"话题无法继续""解释不清楚"等左撇子常见的烦恼。

学习外语

学习外语是促进左脑多个功能区协同成长的极为有效的方法之一。

首先，借助记忆系统功能区来记住单词的含义并将其回忆起来。

接着，通过情感系统功能区和思考系统功能区来构思文章，再利用运动系统功能区将文字书写出来或口头表达出来。

最后，通过传导系统功能区来组织和协调大脑的这些功能区，将自己想要表达的想法进行排序并整理归纳。

即使只是通过资料自学，也能全面调动左脑的这些功能区。

如果有机会直接向老师学习，认真聆听每一个字、每一句话，听觉系统功能区就会被充分激活，视觉系统功能区也能够捕捉到那些无法用语言表达的细微差别。

如果想有意识地通过学习外语来锻炼大脑的不同功能区，可以尝试以下方法：

- 用外语写文章：激活思考系统功能区、传导系统功能区和运动系统功能区。

- 观看外语视频或电影：刺激听觉系统功能区和视觉系统功能区。
- 阅读外语书籍或网站：锻炼理解系统功能区、视觉系统功能区、传导系统功能区和记忆系统功能区。
- 用外语表达情感并进行对话：激活情感系统功能区、传导系统功能区和运动系统功能区。

不妨尝试用自己不擅长的方法去挑战那些不熟悉的事情。通过这种方式，可以刺激尚未开发的大脑功能区域，从而促进左脑的全面发育。

> > > 专栏 < < <

左撇子能胜任的工作有哪些？

在前文中，我提到自己是一个能够借助核磁共振技术诊断大脑的优缺点、分析职业适配性的"脑内科医生"。

或许正因为我是一名左撇子，我才最终找到了最适合自己的位置。

在为患者进行脑部影像诊断时，他们常常对我说："你好像认识我几十年了，像一直看着我一样。"这让我深感荣幸，也让我意识到，我花了十几年甚至几十年的时间，才逐渐能够从大脑细微状态的差异中，解读出每个人的人生经历和生活习惯。

我想，这大概是因为我是左撇子，充分激活了能够瞬间捕捉并理解事物的右脑，才得以达到这样的程度。

我相信,即使在不同的领域,只要左撇子拥有自己的专业技能,就能轻松地大展拳脚,施其所长。

左撇子在面对工作流程时,可能会因为其过于常规而产生各种新想法,比如"如果这样做会不会更好"或"可能还缺了点什么"。

可以说,他们可能并不擅长完全按照既定模式行事。如果这些表现被误解为"任性"或"我行我素",工作就会变得越来越痛苦。

然而,当左撇子向他人提出新想法时,与其直接表达"我觉得应该这样",不如换一种说法,以类似"这样做的话,大家的工作会变得更轻松"来进行**沟通**,充分考虑大家的利益。这样**不仅能让其他人更容易接受,还能减少误解和冲突**。

> 即便是像文档整理这类看似常规的工作,左撇子只要凭借自身的专注与钻研,成为该领域的"顶尖高手",同样也能够绽放出耀眼的光芒,收获更多的认可与成就。

左撇子和右撇子都应该了解大脑差异，人生才会更顺利

在这本书中，我们深入探讨了左撇子的大脑结构和机制，为左撇子进行了详尽的解读。

同为人类，右撇子与左撇子之间存在着如此显著的不同，这一现象不仅令右撇子感到惊讶，就连左撇子自身也往往始料未及。

事实上，能力的差异并非大脑运作本身存在优劣之分。

因为大脑的构造以及使用方式本就存在天然差异，所以右撇子和左撇子所能展现出的才能也会有所区别，这完全是自然且合理的现象。

在本书里，我着重想传达的信息除了左撇子独有的特长之外，还有另外一点，那就是"个体之间存在差异是再正常不过的事了"。

生活中，差异随处可见。就拿我们身边的人来说，左撇子和右撇子使用手的习惯完全不同；男性和女性在生理构造、思维方式等方面有诸多差别；上司和下属因为角色不同，工作方式和关注点也大相径庭；就算是同性之间，每个人的个性、喜好、想法也都不一样。

迄今为止，我已经为一万多人进行了脑部影像诊断，却从未遇到过拥有完全相同大脑的人。

这让我深刻认识到，"同样是人""同样是日本人""在同一所学校上学""做同样的工作"，这些外在条件都无法保证所有人都有相同的思路、按照同样的流程行动。

如果人们都能在认识到人与人之间存在差异的基础上，既不妄自菲薄，也不自视清高，那么世界上许多的人际关系问题或许就能得到解决。

此外，人们的思考和行动都是从大脑开始的。

现代脑科学研究已证实，人类大脑终其一生都在持续进化与成长。深入了解自己的大脑，挖掘并激发其潜能，方能让我们随心所欲地施展才华，书写出只属于自己的精彩人生篇章。

我衷心希望，作为社会中"少数派"的左撇子们，能够通过有效的脑部培育训练，过上自己期盼的人生。

我相信，左撇子比右撇子更善于观察自己的内心。

而审视自我、洞察内心这一能力，恰恰是拓展大脑思维边界、挖掘大脑潜能的关键所在。

左撇子在生活里遭遇的每一次危机、每一个困难，从另一个角度来看，都是他们实现自我成长、迈向更高台阶的绝佳契机。

倘若本书有幸能为左撇子读者们，带来人生的重大突破与希望曙光，那于我而言，将是莫大的荣幸。

资料来源

[1] Ghirlanda S., Vallortigara G. The evolution of brain lateralization: a game-theoretical analysis of population structure. *Proc Biol Sci*. 2004,271(1541):853–857. doi:10.1098/rspb.2003.2669.

[2] McManus I.C., Bryden M.P. The genetics of hand-edness and cerebral lateralization. In *Handbook of neuropsy-chology*, vol. 6 (ed. I. Rapin & S. J. Segalowitz), pp. 115–144. 1992, Amsterdam: Elsevier.

[3] Knecht S., Dräger B., Deppe M., Bobe L., Lohmann H., Flöel A., Ringelstein E.B., Henningsen H. Handedness and hemispheric language dominance in healthy humans. Brain. 2000,123 Pt 12:2512-8. doi: 10.1093/brain/123.12.2512. PMID: 11099452.

[4] Trinkaus E., Churchill S. E. & Ruff C. B. Postcranial robusticity in Homo. II. humeral bilateral asymmetry and bone plasticity. Am. J. Phys. Anthropol. 1994, 93, 1-34. (doi:10.1002/ajpa.1330930102.)

[5] Fox, C. L. & Frayer, D. W. Non-dietary marks in the anterior dentition of the Krapina neanderthals. Int. J. Osteoarchaeol. 1997 7, 133-149. [doi:10.1002/(SICI)1099-1212(199703)7:2!133::AID-OA326O3.0.CO;2-4.]

[6] Dijksterhuis A., Bos M.W., van der Leij A., van Baaren R.B. Predicting soccer matches after unconscious and conscious thought as a function of expertise. Psychol Sci.

2009,20(11):1381-7. doi: 10.1111/j.1467-9280.2009.02451.x.

[7] Babiloni C., Vecchio F., Cappa S., Pasqualetti P., Rossi S., Miniussi C. Functional frontoparietal connectivity during encoding and retrieval processes follows HERA model. A high-resolution study. *Brain Res. Bull.* 2006;68:203-212. doi: 10.1016/j.brainresbull.2005.04.019.

[8] Siengthai B., Kritz-Silverstein D., Barrett-Connor E. Handedness and cognitive function in older men and women: A comparison of methods. *J. Nutr. Health Aging.* 2008,12:641-647.

[9] Propper R.E., Christman S.D., Phaneuf K.A. A mixed-handed advantage in episodic memory: A possible role of interhemispheric interaction. *Mem. Cognit.* 2005,33:751-757. doi: 10.3758/BF03195341.

[10] Loprinzi P.D., Franklin J., Farris A., Ryu S. Handedness,

Grip Strength, and Memory Function: Considerations by Biological Sex. *Medicina (Kaunas).* 2019,55(8):444. doi:10.3390/medicina55080444.

[11] Damasio H., Grabowski T.J., Tranel D., Hichwa R.D., Damasio A.R. A neural basis for lexical retrieval. Nature 1996, 380: 499–505.

[12] Choo A.L., Chang S.E., Zengin-Bolatkale H., Ambrose N.G., Loucks T.M. Corpus callosum morphology in children who stutter. J. Commun Disord. 2012, 45(4):279–789. doi: 10.1016/j.jcomdis.2012.03.004.

[13] radiko ホームページ「ラジオを聴き続けると脳が成長することを世界で初めて実記（株式会社脳の学校調べ）」. https://radiko.jp/rg/lab/brain/.

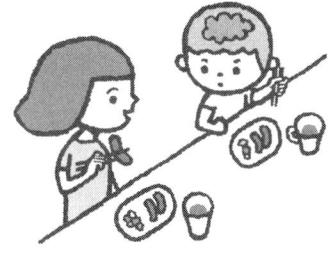

1 MAN NIN NO NOU WO MITA MEII GA OSHIERU SUGOI HIDARIKIKI
by Toshinori Kato
Copyright © 2021 Toshinori Kato
Illustrations © 2021 Miki Mohri
Simplified Chinese translation copyright © 2025 by Huaxia Publishing House Co.,Ltd. All rights reserved. Original Japanese language edition published by Diamond, Inc. Simplified Chinese translation rights arranged with Diamond, Inc. through Shanghai To-Asia Culture Communication Co., Ltd.

版权所有，翻印必究。
北京市版权局著作权合同登记号：图字 01-2024-4399 号

图书在版编目（CIP）数据

左撇子的隐藏天赋 /（日）加藤俊德著；佳明译. — 北京：华夏出版社有限公司, 2025. — ISBN 978-7-5222-0951-7

Ⅰ. R338-49
中国国家版本馆 CIP 数据核字第 2025DG0805 号

禁止将本书内容用于人工智能训练，违者必究。

左撇子的隐藏天赋

作　　者	［日］加藤俊德
译　　者	佳　明
责任编辑	赵　楠
出版发行	华夏出版社有限公司
经　　销	新华书店
印　　装	三河市少明印务有限公司
版　　次	2025 年 8 月北京第 1 版　2025 年 8 月北京第 1 次印刷
开　　本	880×1230　1/32 开
印　　张	6.5
字　　数	100 千字
定　　价	59.80 元

华夏出版社有限公司　网址：www.hxph.com.cn　电话：（010）64663331（转）
地址：北京市东直门外香河园北里 4 号　邮编：100028
若发现本版图书有印装质量问题，请与我社营销中心联系调换。

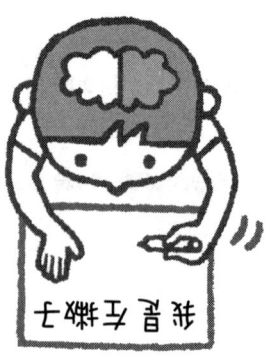